ROLAND LIEBSCHER-BRACHT | DR. … T

NACKEN SCHMERZEN SELBST BEHANDELN

Nackenschmerzen I Verspannungen
HWS-Syndrom I Schäden Halswirbelsäule
Bandscheibenvorfall I Facettengelenksentzündung
Schleudertrauma I Schiefhals I Steifnacken
Atlas-Fehlstellungen I Beschwerden

THEORIE

PRAXIS

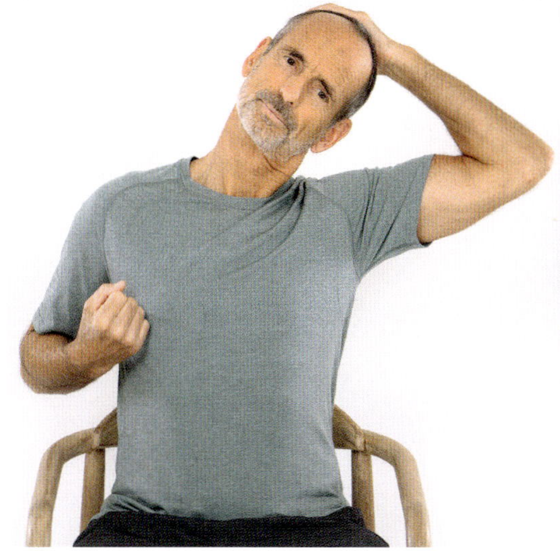

SERVICE

Wir wollen allen Menschen ein schmerzfreies und langes Leben in bester Gesundheit und voller Beweglichkeit ermöglichen. Dafür leben und arbeiten wir. Unser besonderes Anliegen dabei: Den Menschen das Wissen zu vermitteln, wie sie sich selbst helfen können.

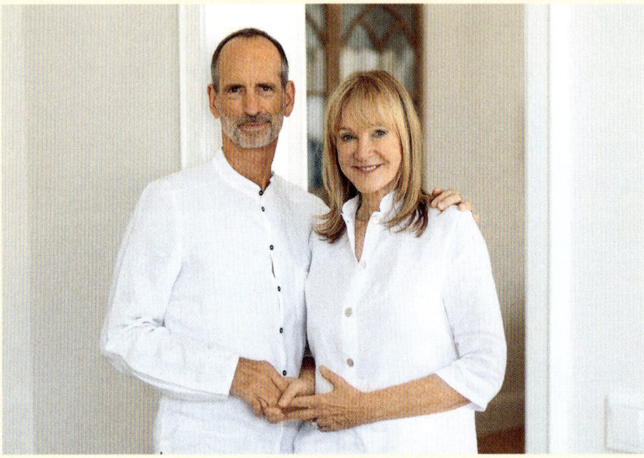

Roland Liebscher-Bracht
studierte Maschinenbau, trainierte und unterrichtete aber sein Leben lang asiatische Kampf- und Bewegungskunst. Das versetzte ihn in die Lage, zusammen mit seiner Frau eine völlig neue, hochwirksame Schmerztherapie zu entwickeln. Seit 2007 bilden sie Ärzte, Heilpraktiker und Physiotherapeuten in dieser Liebscher & Bracht-Therapie aus. Mittlerweile behandeln über 4000 Partner-Therapeuten in Deutschland, Österreich und der Schweiz nach ihrer Methode.

Dr. med. Petra Bracht
Ist Ärztin für Allgemeinmedizin und Naturheilverfahren. Sie arbeitet seit über 30 Jahren als Ernährungs- und Orthomolekularmedizinerin und führt ihr privatärztliches Liebscher & Bracht Gesundheitszentrum in Bad Homburg. Oberstes Ziel ihrer Behandlung ist, die gewaltigen Selbstheilungsmechanismen ihrer Patienten zu aktivieren, die zu Schmerzfreiheit und Gesundheit führen. Die größte Wirkung erzielt sie mit der Optimierung der Ernährungs- und Bewegungsgewohnheiten ihrer Patienten.

GUTE AUSSICHTEN

Sehr viele Menschen leiden regelmäßig unter brennenden Schmerzen zwischen den Schulterblättern, einem steifen Hals sowie damit einhergehenden Kopfschmerzen, Schwindel, Tinnitus oder einem Kribbeln beziehungsweise Taubheitsgefühl in den Armen, die die Lebensqualität massiv einschränken.

Die herkömmliche Medizin bietet dagegen kaum nachhaltige Therapien.

Schmerzmittel, Elektro- und Wärmetherapie oder Massagen, ja sogar Operationen sorgen meist nur für eine begrenzte Zeit für Schmerzfreiheit.

Aus unserer Sicht sind die herkömmlichen Annahmen über Nackenschmerzen dringend überholungsbedürftig, da diese ganz anders entstehen, als gemeinhin vermutet. Das Wissen um die wirklichen Ursachen – unbewusst »antrainierte« Verkürzungen und Verfestigungen der Muskeln und Faszien – ist die Grundlage dafür, Schmerzen und Verspannungen dauerhaft zu beseitigen. Entscheidend dafür ist, ungünstige Alltagshaltungen wie Rundrücken oder »Geierhals« und ungenutzte Bewegungswinkel – das Vor- und Seitbeugen sowie Drehen der Halswirbelsäule – aktiv auszugleichen. Das tun die wenigsten und deshalb haben so viele Nacken keine Chance, ein Leben lang schmerz-, spannungs- und verschleißfrei zu bleiben.

Wenn Sie dieses Buch gelesen haben, kennen Sie nicht nur die Ursachen Ihrer Beschwerden, sondern wissen auch, was Sie tun können, damit Ihr Nacken wieder schmerzfrei wird – egal ob die Bandscheiben in der Halswirbelsäule schon geschädigt sind oder nicht. Sie lernen die Selbstbehandlung mit der Light-Osteopressur, mit speziellen Körperübungen und mit der Faszien-Rollmassage kennen – und speziell entwickelte Hilfsmittel, damit Ihnen all das so leicht wie möglich fällt.

Wir wünschen Ihnen viel Erfolg und Freude an Ihrer Schmerzfreiheit und einem geschmeidigen Nacken.

Roland Liebscher-Bracht Dr. Petra Bracht

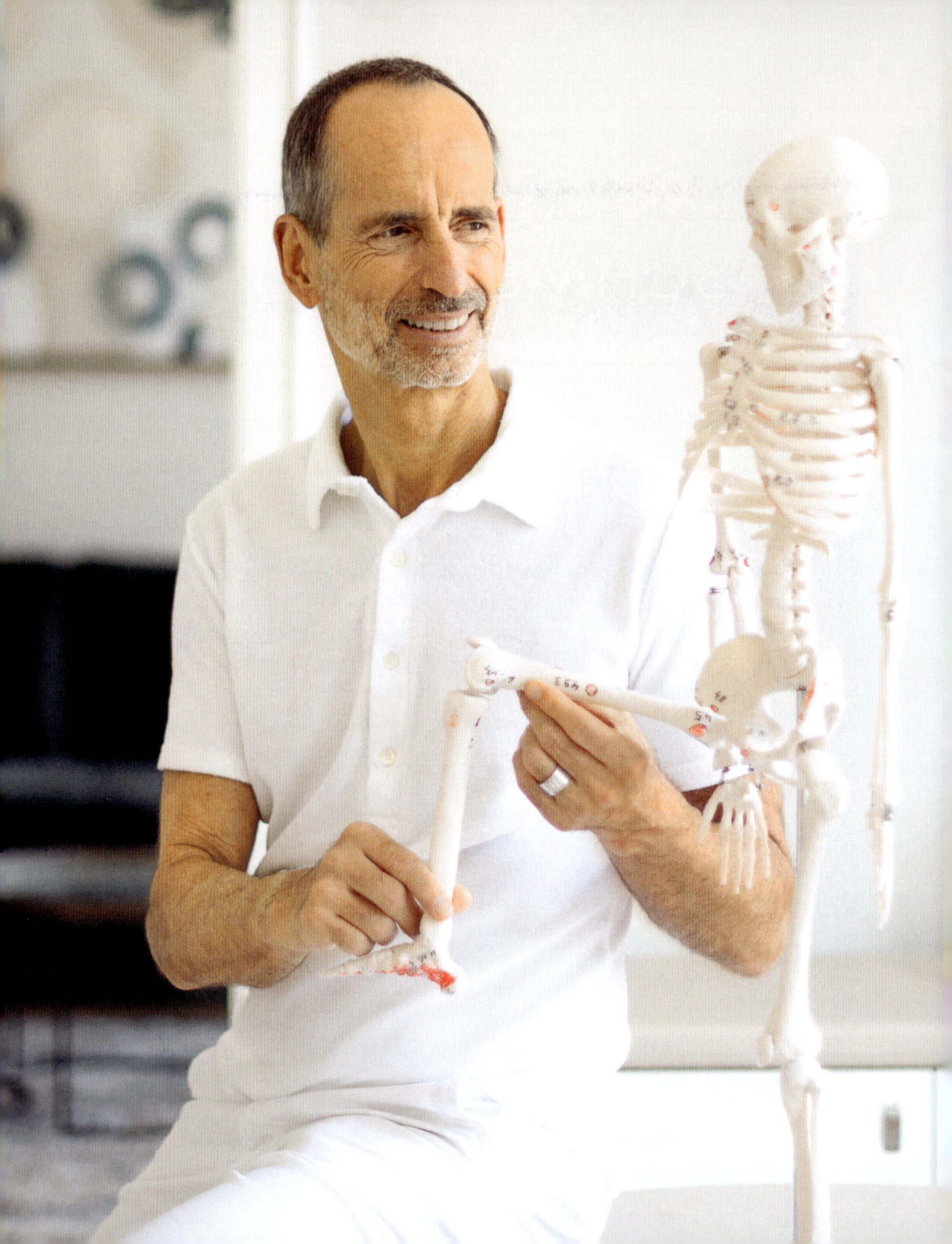

ENDLICH WIEDER SCHMERZFREI

Egal ob Sie schon jahrelang an Verspannungen und Schmerzen im Nacken leiden oder Sie diese Beschwerden erst seit gestern quälen, ob Sie einen steifen Nacken haben oder einen Schiefhals oder ein Bandscheibenvorfall diagnostiziert wurde: Wir wissen, dass Sie eine gute Chance haben, diese Leiden selbstbestimmt abzustellen.

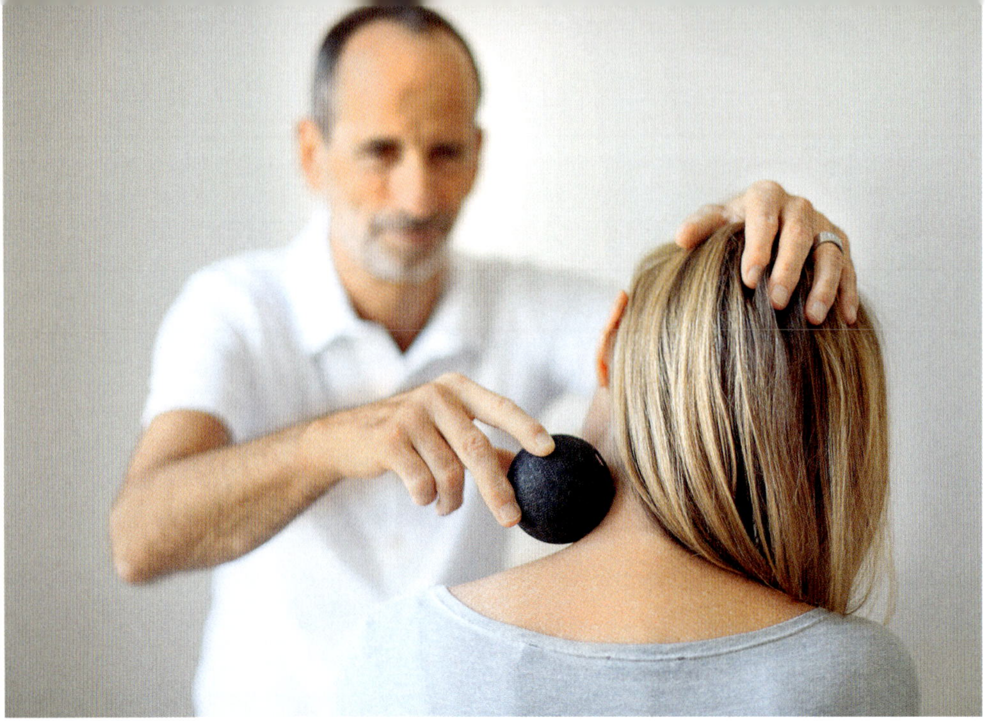

BRENNPUNKT NACKEN

Nackenschmerzen sind eine echte Volkskrankheit: Ein Drittel aller Deutschen im Erwachsenenalter leidet im Laufe eines Jahres mindestens einmal an ihnen und damit sind sie nach Rückenschmerzen die zweithäufigste Ursache für Beschwerden am Bewegungsapparat.[1] Weil die Betroffenen ihren Hals oftmals nur noch eingeschränkt bewegen können, spricht man im Volksmund bei Nackenschmerzen auch von einem steifen Hals. Doch der Schmerz beschränkt sich längst nicht nur auf die Partie um den Nacken. Manchmal strahlt er bis in die Schultern und Arme aus und kann sogar zu Taubheitsgefühl in den Fingern führen. Oder er zieht sich weiter nach oben bis in den Kopf und verursacht dort Spannungskopfschmerzen.[2] Mit zunehmendem Alter kommt es immer öfter auch zu Schwindel.

Eine genaue Definition von Nackenschmerzen gibt es, medizinisch gesehen, übrigens nicht. Zur Orientierung bezeichnet die Internationale Vereinigung zur Erforschung von Schmerzen (IASP) Nackenschmerzen daher als Schmerzen, die oben vom Bereich der Knochenleiste am Hinterhauptbein des Kopfes (*Linea nuchalis superior*) begrenzt werden, unten vom ersten Brustwirbel und seitlich durch die schultergelenknahen Trapezmuskeln.[3]

DAS HWS-SYNDROM

Ärzte und Therapeuten bezeichnen Nackenschmerzen und Symptome mit Schmerzen im genannten Bereich – unabhängig von den Ursachen – gerne als Zervikal- oder Halswirbelsäulensyndrom (kurz HWS-Syndrom).[4] Das klingt erst einmal schwammig und sorgt daher nicht selten für Verwirrung. Doch trotz oder gerade wegen ihres unspezifischen Charakters wird diese Diagnose in der klinischen Praxis sehr häufig gestellt: Statistisch gesehen bekommen zwei von drei Deutschen im Laufe ihres Lebens ein HWS-Syndrom und mehr als jeder zehnte Deutsche leidet genau in diesem Moment an Beschwerden in der Schulter-Nacken-Region – viele davon bereits seit mehreren Wochen oder Monaten.[5] Das schlägt sich natürlich auf ihr Leben nieder. Innerhalb des komplexen und empfindlichen Gebildes aus Wirbeln, Muskeln, Faszien, Blutgefäßen und Nerven können die Funktionen der Halswirbelsäule einzeln oder in Kombination gestört werden. Streng genommen muss das HWS-Syndrom daher weniger als Diagnose gelten denn als Sammelbegriff vielfältiger Symptome, die sich im Bereich der Halswirbelsäule oder der Nacken-Arm-Schulter-Region zeigen können.[6] Um die ungenaue Bezeichnung im Einzelfall konkretisieren zu können, hat die Medizin daher verschiedene Klassifikationen entwickelt:

- Weitverbreitet ist die Einteilung in oberes (Schmerzen im Bereich der Halswirbelkörper 1–2), mittleres (Schmerzen im Bereich der Halswirbelkörper 3–5) und unteres HWS-Syndrom (Schmerzen im Bereich der Halswirbelkörper 6–7). Hier wird also der Ort der auftretenden Beschwerden als Ausgangspunkt genutzt.
- Möglich ist aber auch, sich am zeitlichen Verlauf der Beschwerden zu orientieren

AKUTE UND CHRONISCHE NACKENSCHMERZEN

Verschwindet der steife Nacken nach maximal drei Wochen wieder, spricht man von akuten Beschwerden. Dauern die Nackenverspannungen bereits seit mehr als zwölf Wochen an, diagnostizieren Ärzte eine chronische Erkrankung.[7] In der Regel besteht bei Nackenschmerzen ein akuter Verlauf. Nur etwa fünf bis zehn Prozent aller Betroffenen entwickeln chronische Beschwerden.[8]

5akut oder chronisch; siehe Kasten). Häufiger erfolgt jedoch eine Unterscheidung nach der Ursache.

- Sind die Schmerzen von sichtbaren Veränderungen an Wirbeln, Wirbelgelenken oder Bandscheiben begleitet – die Medizin spricht hier von pathomorphologischen Prozessen –, liegt ein spezifisches HWS-Syndrom vor. Auch das posttraumatische Syndrom nach einem Unfall (Schleudertrauma) fällt in diese Kategorie.
- Können keine Verletzungen oder Schäden an den Strukturen des oberen Rückens festgestellt werden, gilt das HWS-Syndrom als unspezifisch. Derartige Befunde ohne irgendwelche anatomisch erkennbare Ursache machen – wie übrigens auch bei Rückenschmerzen – den überwiegenden Teil aller HWS-Syndrome aus.

Typische Symptome

Obwohl das HWS-Syndrom mit über einem Dutzend möglicher Beschwerden in Zusammenhang stehen kann und sich Nackenschmerzen klinisch gesehen nicht immer von Schulterschmerzen unterscheiden lassen[9], gibt es doch eine Reihe typischer Symptome, die das Beschwerdebild kennzeichnen. Entscheidend ist dabei immer, welche Segmente der Halswirbelsäule betroffen sind.

- Bei fast allen HWS-Syndromen zeigen sich Schmerzen, die von der Halswirbelsäule ausgehen und bis in die Nacken- und/oder Schultermuskulatur ziehen. So berichten viele Betroffene von brennenden oder ziehenden Nackenschmerzen, die oft mit einem steifen, brettharten Nacken verbunden sind (Zervikalneuralgie).
- Häufig ist die Beweglichkeit des Kopfs aufgrund der stark überspannten Nackenmuskulatur eingeschränkt.
- Spannungskopfschmerzen im Hinterkopf, die sich helm- oder haubenartig bis zur Stirn ausbreiten, sind ebenfalls häufige Begleiter des HWS-Syndroms (im Falle von Schmerzausstrahlung in den Kopf wird dieses als Zervikozephales Syndrom spezifiziert). Steigen die Verspannungen immer weiter, kann es zu permanenten Kopfschmerzen und Migräneattacken mit Schwindel oder Sehstörungen kommen. Sogar das lästige Ohrensausen durch einen Tinnitus gilt als Überlastungsreaktion des Körpers auf die Muskelverspannungen rund um die beiden oberen Wirbel der Halswirbelsäule.
- Bei vielen Patienten kommt es über die Innenseite der Schulterblätter zu einer Schmerzausstrahlung bis in den Oberarm. Ist dies der Fall, geraten besonders die unteren fünf Wirbel in den Fokus. Ärzte sprechen bei solchen Problemen von einer Zervikobrachialgie oder einem Schulter-Arm-Syndrom. Im Rahmen dessen können auch Gefühlsstörungen oder Missempfindungen in den Armen und Händen (Taubheitsgefühle, Kribbeln, »Ameisenlaufen«) auftreten.

RED FLAGS

Wenn Sie eines oder mehrere dieser Anzeichen bei sich feststellen, suchen Sie bitte einen Arzt auf, um die Symptomatik abklären zu lassen.

In der Regel sind die meisten Beschwerden im Bereich der Halswirbelsäule und Schulter harmlos und lassen sich schnell und effektiv mit der Liebscher & Bracht-Schmerztherapie behandeln. In sehr seltenen Fällen deuten Nackenschmerzen aber auch auf andere Erkrankungen hin, wie Tumore, Rheuma, Schleudertrauma, Infektionen (etwa Meningitis), Morbus Bechterew oder die sogenannte Fibromyalgie.

Wichtig zu wissen: Auch wenn zeitgleich solche Krankheiten vorliegen, können die Schmerzen oft trotzdem gemindert oder beseitigt werden.

LIEBER ZUM ARZT

Bei den folgenden Anzeichen bzw. Begleitsymptomen von Nackenschmerzen sollten Sie zusätzlich einen Arzt aufsuchen – am besten einen, der auch in der Liebscher & Bracht-Therapie ausgebildet ist:[10]

- fortschreitende Lähmungserscheinungen
- begleitende Haut- oder Harnwegsinfektion
- nächtlicher Ruheschmerz, der unabhängig von der Lage oder der Belastung auftritt
- Morgensteifigkeit von mehr als einer Stunde Dauer
- in den Wirbelknochen wahrnehmbarer Schmerz, der sich zum Beispiel beim Husten verschlimmert
- Nackensteifigkeit nach einem Trauma, beispielsweise nach einem Autounfall (Schleudertrauma)
- unklares Fieber, besonders bei Diabetes mellitus
- nicht erklärbarer Gewichtsverlust
- zurückliegende Tumorerkrankungen
- Schmerzen im Bereich der Lendenwirbelsäule, die länger als drei Monate andauern
- motorische Ausfälle wie Gangstörungen
- neurologische Anzeichen, wie Taubheitsgefühl in den Armen und Fingern oder der Verlust der Temperaturempfindlichkeit der oberen Extremitäten
- Babinski-Reflex: Streicht man über die große Plantarfaszie am Fuß (Sehnenplatte entlang des Fußlängsgewölbes) und zieht sich dadurch der große Zeh reflexhaft nach oben, kann das auf eine Meningitis oder Tumore hindeuten.

HERKÖMMLICHE BEHANDLUNGSWEGE

Viele Ärzte stehen unter dem Druck, bei nahezu jedem Krankheitsbild einen schnellen Behandlungserfolg erzielen zu wollen oder zu müssen. Aufgrund des Zeitdrucks werden jedoch die Wirksamkeit und die Nachhaltigkeit von Behandlungsmaßnahmen gerade bei diffusen Krankheitsbildern oft nur unzureichend überprüft. Das bedeutet: Nicht immer werden erst alle manuellen, nichtinvasiven Methoden ausprobiert, ehe zu starken Schmerzmitteln oder gar Operationen gegriffen wird.
Im Nachfolgenden finden Sie einen Überblick über konventionelle Behandlungsmethoden bei Nackenschmerzen, die in der herkömmlichen Medizin immer wieder zum Einsatz kommen. Aber wie wirksam sind sie wirklich?

Medikamente, Muskelrelaxantien, Injektionen

Zum Glück hat sich inzwischen in der Schulmedizin die Meinung durchgesetzt, dass Schmerzmittel als Therapieform bei chronischen HWS-Schmerzen nicht empfehlenswert sind.[11] Trotzdem ist es bei Nackenschmerzen häufig wie bei Kopfweh: Wer das erste Mal damit zum Arzt geht, soll es zunächst mit Schmerzmitteln wie Paracetamol versuchen, die rezeptfrei in der Apotheke erhältlich sind. Aber kann das die Lösung sein?
Wir von Liebscher & Bracht halten schmerzstillende Medikamente grundsätzlich für eine schlechte Lösung. Natürlich können Sie sich im Notfall damit aushelfen. Wenden Sie sie aber keinesfalls über einen längeren Zeitraum zur Therapie an. Zum einen belasten sie den Organismus mit körperfremden Stoffen, zum anderen bergen sie das Risiko zahlreicher Nebenwirkungen oder machen sogar selbst krank. Doch was am schlimmsten ist: Sie lösen das Problem nicht.
Wir von Liebscher & Bracht sehen Schmerzen als Warnsignale des Körpers (**siehe Seite 25 ff**). Wenn Sie diese mit Schmerzmitteln stumm schalten, kann genau das passieren, wovor die Alarmschmerzen warnen wollen: Überforderungen der Bandscheiben, Überbelastung der Halswirbelsäule und schwerwiegende Schäden am Bewegungsapparat. Die Heilung verzögert sich dadurch immer weiter und wird mitunter ganz verhindert.
Auch Muskelrelaxantien werden oft eingesetzt. Die Theorie dahinter: Wenn sich die Muskeln entspannen, verschwinden auch die Nackenverspannung und die Schmerzen. Eigentlich keine so schlechte Idee, nur die Umsetzung hat, aus unserer Sicht, sehr viele Nachteile für den Patienten. Alle Muskelrelaxantien führen nämlich zu einer eingeschränkten Verkehrstüchtigkeit, Maschinen sollten nicht bedient werden und zudem erhöhen sie bei Älteren das Sturzrisiko.[12] Die Leitlinie zu Nackenschmerzen der Deutschen Gesellschaft für Allgemeinmedizin und Familienmedizin kommt daher zu dem Schluss, dass Muskelrelaxantien prinzipiell nicht in der Schmerztherapie eingesetzt werden sollten.[13]

Wenn gar nichts mehr zu helfen scheint, gehen einige Ärzte dazu über, die Schmerzen mit Lokalanästhetika zu betäuben. Die Injektion erfolgt dabei nach der sogenannten Davos-Methode (»Da, wo es wehtut«).[14]
Die Anästhetika blockieren eine Reizweiterleitung, was den Nackenschmerz schnell und anhaltend lindern soll. Diese minimalinvasive Injektionstherapie (MIT) gilt gerade bei chronischen HWS-Syndromen als Herzstück der multimodalen Therapie – insbesondere bei Beschwerden wie Gefühlsstörungen oder Lähmungserscheinungen in den Händen (radikuläre Symptomatik).[15]
Aus unserer Sicht ist das der völlig falsche Weg: Wir sind der Auffassung, dass Ihr Körper Ihnen mit den Schmerzen zeigt, wo er falsch bewegt und belastet wird. Eine Unterdrückung dieser Kommunikation ist nicht sinnvoll. Abgesehen davon fehlt ein wissenschaftlicher Nachweis, dass Lokalanästhetika muskuläre Beschwerden lindern.[16]
Erst wenn unsere Therapie wirklich nicht geholfen hat und die MIT dazu führen kann, eine Operation zu verhindern, können wir sie befürworten. Injektionen mit Betäubungs- und Schmerzmitteln sollten – genau wie OPs – stets die allerletzte Option sein. Selbst bei technisch korrektem Vorgehen und großer Sorgfalt können nämlich schwere Komplikationen auftreten: Infektionen an der Einstichstelle sind genauso möglich wie Schwindel, Erbrechen, Hör-, Seh- und Sprachstörungen, Muskelkrämpfe oder sogar eine zentrale Atemlähmung. Gute Gründe also, zunächst einmal risikolos unsere Light-Osteopressur oder die Übungen auszuprobieren. Denn wenn Sie Ihre Spannungen in den Muskeln und Faszien des Nackens damit wieder normalisieren, stellt Ihr Körper die Schmerzen auch ohne Medikamente und Injektion wieder ab (mehr dazu erfahren Sie ab **Seite 72**).

QUADDELTHERAPIE

In der klinischen Praxis ist bei der Behandlung eines hartnäckigen HWS-Syndroms die Quaddeltherapie besonders beliebt, bei der der Arzt geringe Mengen eines Betäubungsmittels unter die Haut einer schmerzhaft überspannten Stelle spritzt. Der Wirkstoff soll sich langsam und gleichmäßig über der Nacken-Schulter-Muskulatur ausbreiten und dort an Nervenendigungen die Schmerzreize blockieren. Klingt gut? Kurzfristig vielleicht, zumal in der Regel keine Nebenwirkungen auftreten. Es gibt allerdings nur wenige aussagekräftige klinische Untersuchungen, die sich mit dieser Behandlungsmethode auseinandersetzen. Hinzu kommt, dass die wahren Ursachen der Muskelverspannungen auch dabei nicht beachtet werden und es immer schlimmer werden kann.

Chiropraktik

Mit speziellen Handgriffen lässt sich eventueller Druck auf Nervenbahnen mindern und Blockaden lassen sich zeitweise aufheben. Dass eine regelmäßige Manipulation der Wirbelsäule nicht nur bei Nackenschmerzen im akuten Zustand helfen soll, sondern auch präventiv eingesetzt werden kann, finden wir jedoch riskant, da die wahre Ursache unberücksichtigt bleibt. Auch zeigt eine kanadische Studie mit 98 Patienten, die von Chiropraktikern behandelt wurden, dass die Wirbelsäulenmanipulation zur Vorbeugung von Nackenschmerzen nicht wirkungsvoll war.[17] Eine andere Auswertung von 33 Studien kam zu dem Ergebnis, dass Manipulation allein nicht wirksam ist.[18] Erst in Verbindung mit Krankengymnastik konnten bessere Ergebnisse erzielt werden – was uns klar ist, da wir wissen, dass nur Übungen langfristig helfen. Massagen entspannen die Halsmuskulatur ebenfalls nur kurzfristig, lösen aber auf lange Sicht die Verkrampfungen nicht, da die Ursache nicht beseitigt wird.

Akupunktur

Die schmerzreduzierende Wirksamkeit von Akupunkturbehandlungen bei Nackenschmerzen konnte in verschiedenen Studien nachgewiesen werden, etwa in einer Untersuchung an der University of New York.[19] Die meisten dieser Studien zeigen positive Effekte auf die HWS-Beweglichkeit. Sogar bei chronischen Nackenschmerzen kann diese Behandlung wirken – allerdings nur, wenn man sich regelmäßig unter die Nadel legt, da die Ursache nicht beseitigt wird. Mit unserer Schmerztherapie sind Sie dagegen im Schnitt bereits nach drei Behandlungen schmerzfrei. Und dabei können Sie unsere Übungen auch noch bequem von zu Hause aus machen, ohne viel Zeit investieren zu müssen. Wie genau es geht, erfahren Sie ab **Seite 62**.

Nordic Walking

Die richtige Bewegung ist der Schlüssel zum schmerzfreien Leben. Es gilt als gesichert, dass Nordic Walking nicht nur positive Effekte auf die Ausdauerleistung der Patienten hat, sondern durch die Bewegung mit den Stöcken auch die gesamte Haltungsmuskulatur gestärkt wird.[20] Das wirkt sich auch auf Nackenschmerzen positiv aus. Damit das Training wirkt, müssten Patienten allerdings mehrmals pro Woche für ca. eine Stunde Nordic Walking betreiben. Das ist im stressigen Alltag kaum zu schaffen. Für unsere Dehnübungen ab **Seite 82** reichen bereits rund 5–15 Minuten am Tag. Die kann wirklich jeder erübrigen.

Elektrotherapie

Unter Elektrotherapie versteht man den therapeutischen Einsatz von Strom, um die Nackenschmerzen zu reduzieren. Zum Einsatz kommen dabei vor allem Ultraschall, Neurostimulation (NSM), also die Stimulation von Nerven mittels Stromimpulsen, und Iontophorese, bei der unter Anwendung eines schwachen elektronischen Gleichstroms Arzneimittel über die Haut zugeführt werden.[21] Studien konnten bisher keine Wirksamkeit der Elektrotherapie belegen.[22] Auch wir halten sie für ungeeignet, da sie die Ursache nicht beseitigt.

Thermotherapie

Beliebt ist bei Nackenschmerzen auch die Behandlung mit Wärme und Kälte. Dabei sollen Wärmeanwendungen mit Wärmflaschen, Rotlichtlampen, einem heißen Bad oder einer heißen Dusche sowie in der Sauna dem Patienten helfen, sich zu entspannen, wodurch sich auch die Muskeln lockern. Weil die Wärme jedoch nicht die Ursache der Schmerzen bekämpft, lässt sich allerdings keine langfristige Wirkung erzielen.
Wenn Sie merken, dass Ihnen Wärme guttut, spricht natürlich nichts gegen entsprechende Anwendungen – ergänzend zur Therapie.
Wärme kurbelt zudem die Durchblutung des Nackengewebes an. Gleiches gilt für diverse Präparate aus der pflanzenheilkundlichen Therapie. Ätherische Öle aus Eukalyptusblättern, Fichten- oder Kiefernadeln sollen durchblutungsfördernd, indirekt entzündungshemmend und muskelentspannend wirken.
Eine bessere Durchblutung kann in Verbindung mit Bewegung oder unserer Faszien-Rollmassage **(siehe ab Seite 108)** insofern hilfreich sein, da der Körper Abfallstoffe so schneller abtransportieren kann. Aber Vorsicht: Bei starken Entzündungen ist Wärme mit Vorsicht zu genießen und nicht sinnvoll.[23]
Eine Kältebehandlung hat den Effekt, dass die Leitfähigkeit der Nervenfasern im Gewebe merklich reduziert wird.[24] Dadurch wird manchmal auch kurzfristig der Schmerz blockiert. Aber aufgepasst: Kalte Zugluft sorgt bei den meisten für Verschlimmerung, da die Nackenmuskulatur im sehr gestressten, schon spannungserhöhten Zustand ist.

ORTHESEN

Unfallopfern mit Schleudertrauma wird oft eine sogenannte Orthese verordnet. Wir von Liebscher & Bracht sehen solche externen Hilfsmittel jedoch kritisch. Schaumstoffkragen oder Kopfstützen sind nach Verletzungen zunächst vielleicht sinnvoll, als Behandlungsform für »klassische« HWS-Syndrome oder auch bei einem Bandscheibenvorfall sind sie jedoch ungeeignet, weil die Ursachen dadurch nicht dauerhaft beseitigt werden. Eine Halskrause stützt die Halswirbelsäule und hält sie in einer »bequemen« Haltung. Im Prinzip begünstigt sie also eine Schonhaltung, die schon bestehende Verkürzungen sogar noch zusätzlich verschlimmern und die Muskelfunktion mindern kann. Fällt die stützende Funktion der Halskrause weg, kehren die Schmerzen also früher oder später zurück.

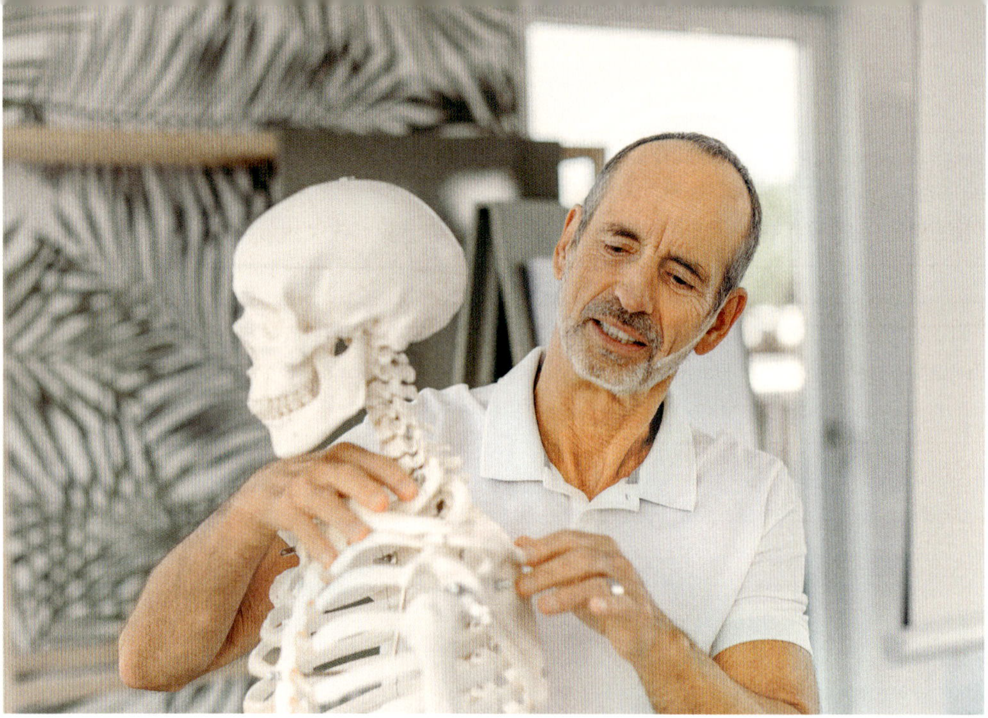

DIE HALSWIRBELSÄULE

Die Wirbelsäule verleiht unserem Körper nicht nur Stabilität, sondern ermöglicht auch vielfältige Bewegungen. Am beweglichsten ist dabei ihr oberster Abschnitt, die Halswirbelsäule. Ihr Aufbau ermöglicht es uns, den Kopf zu beugen und zu strecken, nach vorne, hinten und zur Seite zu neigen und seitlich zu drehen. So können wir uns mithilfe der Augen und Ohren optimal im Raum orientieren.

Die menschliche Halswirbelsäule besteht aus insgesamt sieben knöchernen Halswirbeln (C1–C7), die zwischen dem Kopf und der Brustwirbelsäule liegen.

Der erste Halswirbel (C1) wird als Atlas bezeichnet, der zweite als Axis-Wirbel (C2). Gemeinsam mit der Schädelbasis bilden sie das obere und das untere Kopfgelenk. Diese beiden Kopfgelenke sind verantwortlich für die Beweglichkeit des Kopfes. Nur dank ihnen können wir ihn neigen (mehr zu diesem Abschnitt der HWS ab **Seite 36**).

KLEINE ANATOMIE

Zwischen den einzelnen Halswirbeln liegen – wie in der gesamten übrigen Wirbelsäule – die Bandscheiben (mehr dazu ab **Seite 29**). Außerdem entspringen der Halswirbelsäule zahlreiche Muskeln oder setzen dort an. Sie breiten sich von dort zum Kopf, zum Schultergürtel und zum Brustbereich aus.[25]

Mit Ausnahme des Atlas besteht jeder Halswirbel aus

- einem Wirbelkörper,
- einem Wirbelbogen,
- einem Dornfortsatz,
- zwei Querfortsätzen und
- vier Gelenkfortsätzen (jeweils zwei oben und unten).

Nur für diejenigen, die die Anatomie ganz genau verstehen möchten: Die Dornfortsätze der Halswirbelsäule sind, mit Ausnahme des siebten Halswirbels, gegabelt und unterscheiden sich damit von denen der restlichen Wirbelsäule. Der Dornfortsatz des siebten Halswirbels ist am längsten und sticht bei Betrachtung bzw. dem Ertasten der Wirbelsäule besonders hervor.

Die Querfortsätze der ersten sechs Wirbel haben Löcher, in denen von der Brusthöhle bis zum Schädel die Wirbelarterie (*Arteria vertebralis*) verläuft. Dieses Blutgefäß ist für die Blutversorgung des Gehirns mitverantwortlich.

Die beiden oberen Gelenkfortsätze bilden jeweils mit den unteren Gelenkfortsätzen des darüberliegenden Wirbels die Facettengelenke (auch Wirbelgelenke). Diese haben zwei Funktionen: Sie ermöglichen Bewegung und verleihen Stabilität. Gemeinsam mit den Bandscheiben und Bändern stellen sie die Verbindung zwischen den Wirbeln her. Ihre Stellung variiert in den einzelnen Wirbelsäulenabschnitten – in der Halswirbelsäule lassen sie mehr Bewegungen zu als in Brust- und Lendenwirbelsäule.

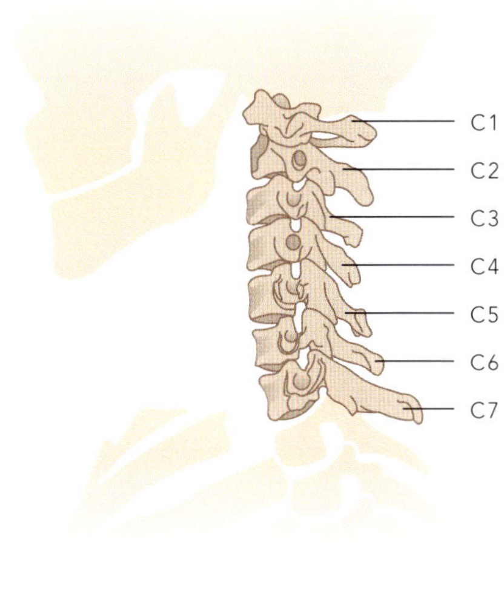

Die oberen sieben Halswirbel bilden die Halswirbelsäule mit ihrer physiologischen Krümmung nach vorne.

Die Nerven

Zwischen dem Wirbelkörper und dem Wirbelbogen befindet sich ein Hohlraum, das sogenannte Wirbelloch. Alle Wirbel bilden damit gemeinsam den Wirbel- oder Spinalkanal, in dem das Rückenmark verläuft. Dieses ist, wie das Gehirn, Teil des zentralen Nervensystems und verbindet das Gehirn über den Wirbelkanal mit dem peripheren Nervensystem, also jenen Nerven, die außerhalb von Rückenmark und Gehirn liegen.

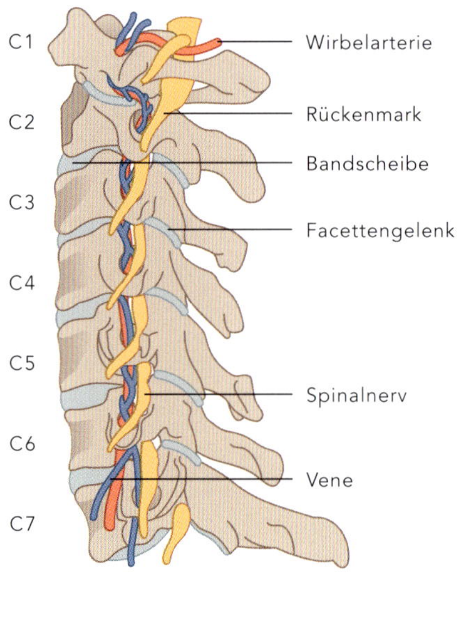

Die Halswirbelsäule mit Bandscheiben, Rückenmark, Nerven, Blutgefäßen – ein ausgeklügeltes System.

Vom Rückenmark zweigen zwischen den Wirbeln paarweise angeordnete Spinalnervenwurzeln ab. Sie leiten Berührungsreize an das Rückenmark und somit ans Gehirn weiter und übertragen Informationen, die Bewegungen der Nackenmuskulatur betreffen.
Im Bereich der Halswirbelsäule befinden sich insgesamt acht dieser parallel laufenden Nervenwurzeln: Auf Höhe der ersten vier Halswirbel (C1–C4) treten vier Spinalnerven aus, die die Halsmuskulatur sowie das Zwerchfell innervieren. Den Halswirbeln C5–C7 entspringen ebenfalls vier Halsnerven. Zusammen mit den Nerven des ersten Brustwirbelkörpers bilden sie das Armnervengeflecht (*Plexus brachialis*), das die Brust- und Armmuskulatur versorgt. Die Spinalnerven laufen am Ende der Wirbelsäule in der sogenannten *Cauda equina* aus.

Die Bandscheiben

Mit Ausnahme von Schädel und erstem Wirbel sowie erstem und zweitem Wirbel liegen zwischen den einzelnen Wirbelkörpern der Halswirbelsäule – genau wie auch zwischen den restlichen Wirbeln der Wirbelsäule – die Bandscheiben, die jeweils mit der Knochenhaut der angrenzenden Wirbel verwachsen sind. Dadurch wird verhindert, dass die Bandscheiben verrutschen.
Jede Bandscheibe besteht aus einem festen Ring aus Faserknorpel (*Anulus fibrosus*) und einem gelartigen Inneren, dem Gallertkern (*Nucleus pulposus*). Der Faserring stabilisiert

die Bandscheibe, während der Gallertkern wie ein Puffer dämpfend wirkt – wie eine Art Gelkissen. Dadurch kann die Bandscheibe Stöße abfedern und die Wirbelsäule schützen: Durch Druck wird der Kern flacher und versucht, sich zu allen Seiten auszubreiten. Der Faserring wirkt dann wie ein Gürtel, der die Belastung gleichmäßig verteilt.
Da die Bandscheiben nicht durchblutet sind, transportiert die Flüssigkeit in der Umgebung Abfallstoffe ab. Gleichzeitig enthält sie frische Nährstoffe, die die Bandscheiben versorgen. Dafür müssen diese gedrückt und entlastet werden – wie ein Schwamm: Drückt man diesen zusammen, geht die Flüssigkeit heraus. Sobald man ihn wieder loslässt, saugt er sich erneut voll.
Genauso ist es bei den Bandscheiben: Beugen Sie sich nach vorne, drücken Sie die Bandscheibe vorne aus und der Gallertkern bewegt sich in die Gegenrichtung nach hinten. Lehnen Sie Ihren Oberkörper zurück, geschieht dasselbe, nur eben andersherum: Bandscheibe zurück, Gallertkern nach vorne.

WICHTIG ZU WISSEN

Auch wenn beim Reißen des Faserrings Gallertmasse ausgetreten ist, hat das unserer Erfahrung nach so gut wie nie etwas mit den Schmerzen zu tun – und der Körper baut die ausgetretene Masse im Laufe der Zeit ab.

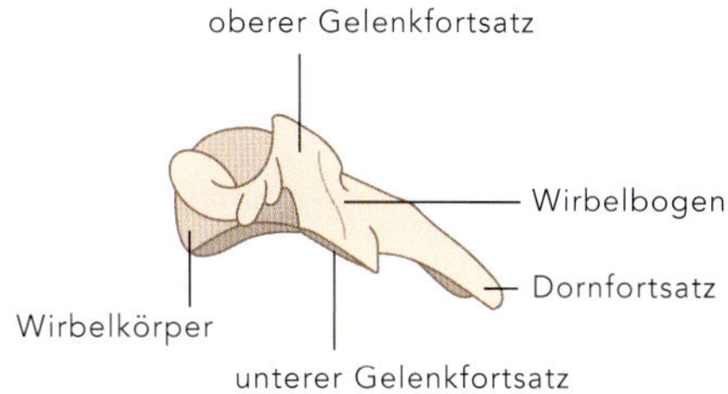

Aufbau eines einzelnen Halswirbels mit dem charakteristisch gegabelten Dornfortsatz an der Rückseite.

In beiden Fällen drücken Sie die Abfallstoffe aus den Bandscheiben und ermöglichen es ihnen, neue Nährstoffe aufzunehmen.

Muskeln und Faszien

So feinteilig und austariert die Halswirbelsäule auch sein mag, ist sie doch nichts ohne Muskeln und Faszien. Erst durch diese erwacht sie zum Leben – zur Bewegung.
Der Halswirbelsäule entspringen zahlreiche Muskeln oder setzen dort an und breiten sich von dort zum Kopf, zum Schultergürtel und zum Brustbereich aus.[26] Rückenmuskulatur und Bänder setzen dabei sowohl an den Dorn- als auch an den Querfortsätzen an. Jeder dieser Muskeln ist, wie alle Muskeln in unserem Körper, von mehr oder weniger dichten Faszienhäutchen umgeben. Diese vereinen sich an seinen Enden zu Sehnen, die wiederum am Knochen angewachsen sind.

Mit jeder Bewegung eines Muskels bewegt sich also zwangsläufig auch die Faszie mit – und ihre Scherengitterstruktur ermöglicht dabei größtmögliche Bewegungsfreiheit: Das Fasziengewebe kann sich auf der einen Seite extrem dehnen, auf der anderen aber auch wieder einfach zusammenziehen, ohne Falten zu schlagen. Jedes Mal, wenn ein Gelenk gestreckt oder gebeugt wird, ziehen sich Muskeln und Faszien zusammen, während die entgegengesetzt wirkenden Strukturen nachgeben und sich dehnen.

Wie ein riesiges dreidimensionales Spinnennetz durchziehen die Faszien den Körper. Buchstäblich wie Spinnentierchen weben spezifische Zellen des Bindegewebes, die Fibroblasten, rund um die Uhr an den Faszienfäden, teilen bestehende Stränge oder bilden neue Verbindungen und Schichten, während sie im Gegenzug andere, wenig gebrauchte Strukturen verkümmern lassen.

Gesteuert wird die Arbeit der Fibroblasten durch Bewegungsreize. Das heißt: Indem Sie sich bewegen, formen Sie die Faszie individuell immer wieder um.

BEWEGUNG HÄLT GESCHMEIDIG

Wenn Sie Ihrer Halswirbelsäule regelmäßig alle Bewegungen – alle Winkelpositionen – abverlangen, zu denen sie fähig ist (und Sie somit immer wieder üben), ist sie maximal beweglich und der minimale Verschleiß wird repariert. Doch im Alltag benutzen wir schätzungsweise gerade mal zwei bis zehn Prozent der möglichen Bewegungswinkel. Nacken und Halswirbelsäule machen da keine Ausnahme. Leider ist es aber nun nicht so, dass durch die »Schonung« der Verschleiß aufgehalten würde. Das Gegenteil ist der Fall. Im Englischen gibt es dafür eine perfekte Redewendung: Use it or lose it. Benutze es oder verliere es.

Die meisten Menschen verbringen heute ein recht bewegungsloses Leben, weshalb die möglichen Gelenkwinkel nicht umfassend und regelmäßig genutzt werden. So verlieren die beteiligten Muskeln und Faszien ihre Flexibilität und werden unnachgiebig bzw. verfilzen immer mehr. Die nutzbaren Gelenkwinkel werden immer kleiner, Bewegungseinschränkungen nehmen ebenso zu wie die Belastung des dazwischenliegenden Gelenks, das die Kräfte übertragen muss.

Man könnte meinen, der Körper würde merken, wenn ihm eine Haltung nicht guttut. Aber wie es so ist: Je öfter Sie eine Bewegung machen und eine bestimmte Position einnehmen, desto fester verankert sie sich als Bewegungsmuster in Ihrem Gehirn. Wo am Anfang nur ein Trampelpfad ist, entsteht mit der Zeit erst ein schmaler Weg, dann eine breitere Straße und schließlich eine vielspurige Autobahn. Das gilt leider nicht nur für gute Gewohnheiten, sondern auch für eine falsche Körperhaltung. Die Folge sind irgendwann Schmerzen und Verschleiß.

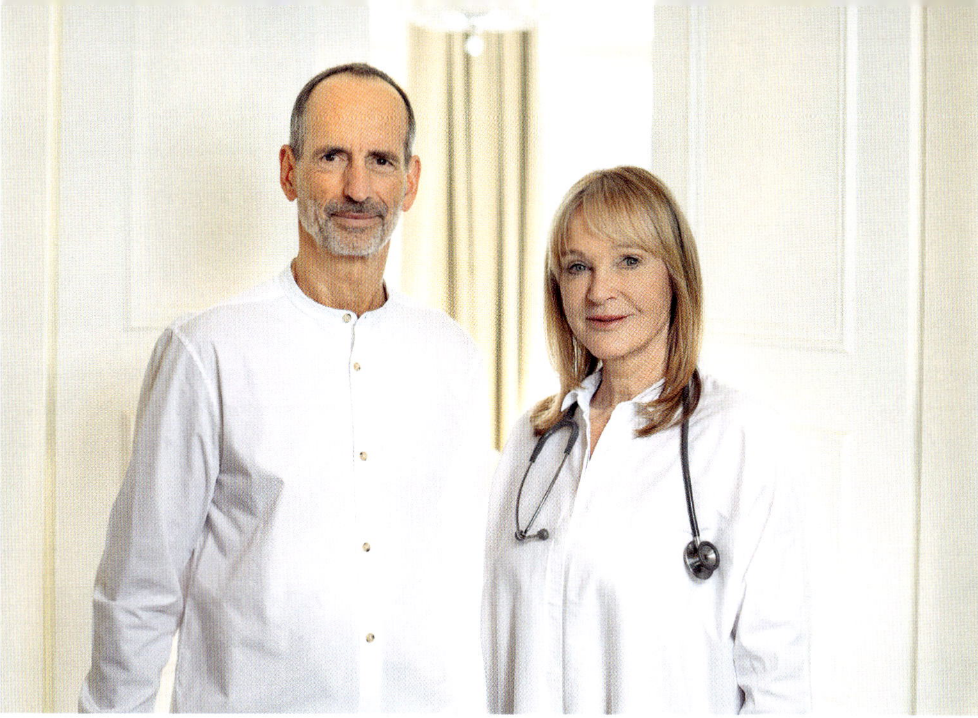

WIE NACKENSCHMERZEN WIRKLICH ENTSTEHEN

Patienten mit Nackenschmerzen (HWS-Syndrom) erwarten, wenn sie zum Arzt gehen, eine genaue Diagnose und Erklärung für ihr Krankheitsbild. Und für viele Vertreter der herkömmlichen Medizin ist die Sache beim spezifischen HWS-Syndrom auch schnell klar: Die Schmerzen werden auf Veränderungen der Wirbel oder Abnutzungserscheinungen aufgrund des Alters geschoben: Degenerative Veränderungen (Verschleißerscheinungen) sollen die Symptome auslösen, umgebaute Wirbelkörper, geplatzte Bandscheiben oder vergrößerte Facettengelenke auf die Nervenwurzel (Zervikales Wurzelkompressionssyndrom) drücken, aus dem Rückenmark kommende Nerven einklemmen oder die Blutzufuhr stören. Die Folge davon seien Blockierungen, Schmerzen mit Ausstrahlung in

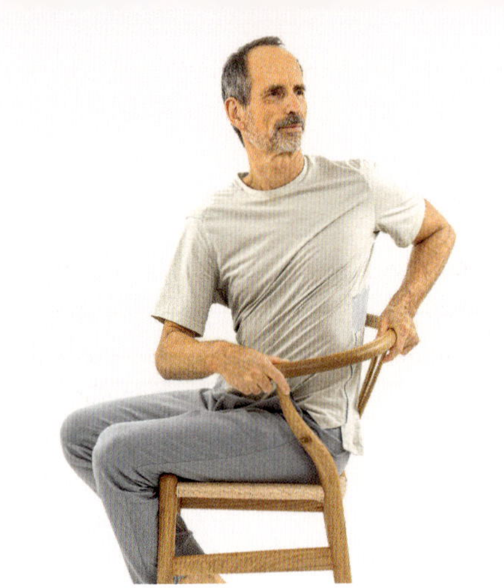

Wir sitzen heutzutage viel zu viel und selten bewegen wir uns dabei wie hier in vielen Bewegungswinkeln.

Kopf und Schulter, Missempfindungen wie Kribbeln und sogar Lähmungserscheinungen. So nachvollziehbar das auf den ersten Blick klingt, so fehlerhaft sind diese Erklärungsmuster unserer Erfahrung nach. Natürlich gibt es Arthrose und Bandscheibenvorfälle oder andere »Abnutzungserscheinungen« und natürlich kann die geschädigte Struktur Auswirkungen auf benachbarte Bereiche haben. Aber verursacht tatsächlich die Struktur die Schmerzen? Schließlich gibt es zahlreiche Menschen, bei denen auf den Röntgenbildern oder im MRT nichts Schlimmes zu sehen ist und bei denen die Schmerzen trotzdem immer heftiger werden. Ärzte sprechen in diesem Fall oft von sogenannten idiopathischen Schmerzen als Ursache für die Beschwerden.[27] Im Klartext bedeutet das, dass sie nicht wissen, woher die Schmerzen kommen, weil sie keine erkennbare Ursache haben. Und umgekehrt gibt es Menschen, die trotz Bandscheibenschäden und anderem Verschleiß völlig schmerzfrei sind.

DER »UNSICHTBARE« GEGNER

Für uns von Liebscher & Bracht ist klar: Wenn sich keine Veränderungen an Wirbeln oder Bandscheiben feststellen lassen, muss es eine andere Ursache für die Probleme geben. Eine, die auf Bildern »unsichtbar« ist. Unserer Erfahrung nach lösen nicht die Arthrose oder der Bandscheibenvorfall selbst die Schmerzen aus, sondern muskulär-fasziale Überspannungen. Nicht Bandscheiben oder Wirbel reizen die Nerven derart stark und klemmen Gefäße ab, sondern verkürzte Muskeln und Faszien. So gesehen ist es also gar nicht entscheidend, ob sich Bandscheiben oder Knochen bereits verändert haben. Erkrankungen wie Osteochondrose, Arthrose oder Bandscheibenvorfall sind oft lediglich das sichtbare Resultat lange bestehender Überspannungen, die nicht adäquat behandelt wurden und anatomische Spuren hinterlassen haben.
Was diagnostisch schlecht zu fassen ist und oft als diffuse Funktionsstörung bzw. Blockierung deklariert wird, entsteht vor allem als Folge von Fehlbelastungen und einseitigen Bewegungsmustern im Alltag. Insbesondere häufiges Sitzen – vor dem PC, im Auto, abends vor dem Fernseher oder sogar im Schlaf aufgrund einer ungünstigen Schlafposition – gilt heute unserer Einschätzung nach

als Hauptauslöser der meisten Schmerzzustände. Die Vielfalt der biomechanisch eigentlich möglichen Kopfbewegungen ist im heutigen Alltag weitgehend unnötig geworden und wird deswegen viel zu wenig oder gar nicht genutzt. Beim Fernsehen und Streamen ersetzt die Kameraführung Kopfbewegungen, die beim »Betrachten der Realität« auf dem Bildschirm daher nicht mehr nötig sind. Im Auto ersetzt der Rückspiegel das Nach-hinten-Schauen im Straßenverkehr – genauso wie immer öfter eine Kamera den Rückwärtsblick beim Ein- und Ausparken unnötig macht. Am Arbeitsplatz ersetzen Drehstühle die Rotation des Kopfes …

Auch überspannte Muskeln und Faszien im Rücken-, Nacken- und Schulterbereich werden in den meisten Fällen durch falsche Haltung und Belastung verursacht. Als Folge der Fehlhaltung und monotonen Bewegungen verhärtet sich die Muskulatur und reagiert an bestimmten Stellen schmerzhaft auf Druck. Jetzt braucht es nur noch ein Quäntchen mehr Stress und der Nacken wird bretthart. Es entsteht eine sich gegenseitig verstärkende Wirkung: Schmerzen führen zu Fehl- und Schonhaltungen und fördern und verfestigen so den Schmerz und die Muskelverhärtungen noch mehr. Im schlimmsten Fall entsteht eine regelrechte Blockade – der akute Schiefhals (mehr zu diesem Krankheitsbild ab **Seite 41**). Zudem können Bandscheibengewebe und Wirbelkörper durch die zu hohen Spannungen geschädigt werden.

ALLES BEGINNT MIT DER HALTUNG

Wie Sie sehen, geht es bei Nackenschmerzen um Fehlbelastungen – typischerweise beim Sitzen im Büro –, die ein Überstrecken der Nackenmuskulatur zur Folge haben. Ein Beispiel: Je weiter man sich gedanklich in seine Arbeit am Schreibtisch vertieft, umso mehr sackt der Oberkörper in sich zusammen. Der Rücken wird rund, die Schultern fallen nach vorne. Um den Blick weiter auf den Bildschirm richten zu können, überstrecken wir automatisch den Hals. Manchmal ertappt man sich dann selbst in dieser Position und richtet sich wieder auf. Doch das hält meist nicht lange an und man fällt zurück in die krumme Körperhaltung, weil die durch unsere Haltungsgewohnheit verkürzten Muskeln und Faszien uns wieder dorthin ziehen. Was genau aber passiert dadurch eigentlich?

An sich wären etliche Stunden in statischer Körperhaltung gar nicht das Problem – wenn sie durch gezielte Gegenbewegungen kompensiert werden würden. Genau dieser Ausgleich der »Fehlhaltung« bleibt jedoch bei vielen von uns im hektischen Alltag auf der Strecke. Leidtragende dieses Missverhältnisses sind die Muskeln und die elastischen Teile des Bindegewebes, die Faszien. Sie passen sich nämlich permanent dem individuellen Bewegungsprofil an und verlieren exakt dort ihre Flexibilität, wo sie nicht in vollem Umfang gedehnt werden. Im Laufe der Zeit wird das muskulär-fasziale Netzwerk daher immer

INFO

Der Ausdruck »kürzer werden« bedeutet nicht, dass ein Stück des Muskels oder der Faszie verloren geht, so als würde man ein Stück davon abschneiden. Er verdeutlicht aber bildlich, was passiert, wenn sie zu angespannt bzw. stark verfilzt sind. Weil die Fasern dann nämlich nicht mehr so flexibel nachgeben wie genetisch gedacht, wirken sie, als wären sie zu kurz, um die ihnen zugedachte Aufgabe zu erfüllen.

unnachgiebiger und spröder. Wir sprechen hier von einer sogenannten Verkürzung der Muskeln und Faszien.

Das ständige Sitzen hat natürlich auf den gesamten Rücken weitreichende Auswirkungen: Normalerweise verläuft die Wirbelsäule in einer doppelten S-Form. Im Bereich der Hals- und Lendenwirbelsäule krümmt sie sich nach vorne (Lordose), im Bereich der Brustwirbelsäule nach hinten (Kyphose). Ein leichtes Hohlkreuz im oberen und unteren Bereich ist daher genauso normal wie ein leichter Rundrücken. Weil sich durch unseren sitzenden Alltag die Hüftbeuger und Bauchmuskeln jedoch massiv verkürzen, müssen Rücken- und Hüftstrecker entgegensteuern, damit der Rumpf aufrecht bleibt. Da ein Teil des Hüftbeugers an der Lendenwirbelsäule befestigt ist, fördert die Verkürzung dort das Hohlkreuz.

Gleichzeitig zieht der immer größer werdende Zug der geraden Bauchmuskeln auch das Brustbein nach vorne unten. Die fasziale Zugspannung steigt und steigt, bis die Rückenstrecker irgendwann nachgeben und sich ein Rundrücken (Hyperkyphose) entwickelt, der mit der Zeit wie das Hohlkreuz immer extremer wird.

Was im Bereich der Brustwirbelsäule noch dazukommt: Weil wir die Arme heute meist vor dem Körper halten, zum Beispiel um auf einer Tastatur zu tippen, verkürzt sich auch der Brustmuskel und die Schultern werden ebenfalls immer weiter nach vorne gezogen.

Wer (meist über Jahre) immer mehr in den Rundrücken fällt, könnte irgendwann gar nicht mehr geradeaus blicken. Um das zu kompensieren, wird der Kopf automatisch und ohne dass wir es bewusst wahrnehmen, nach vorne überstreckt. Von der Seite betrachtet bildet die Halswirbelsäule nun vom zweiten Halswirbel, dem Axis, bis zum ersten Brustwirbel ein vermehrtes Hohlkreuz. Durch diese sogenannte Hyperlordose lastet mehr Gewicht auf der Brustwirbelsäule. Um wiederum die Lordose in der Halswirbelsäule zu kompensieren, wird der Kopf weiter nach hinten verlagert. Dementsprechend wird bei einer Hyperlordose der Halswirbelsäule vor allem auch der rückwärtige Bereich der Wirbelkörper und der Bandscheibe belastet. Dadurch wird oft der Spinalkanal verengt und die Facettengelenke verschleißen. Durch den sich ausbreitenden Hartspann der Nacken- und

Schultermuskulatur können die Beschwerden bis in die Arme und Hände ausstrahlen.

Um es noch einmal auf den Punkt zu bringen: Die Halswirbelsäule bildet den beweglichsten Abschnitt des Rückens. Sitzen Sie jedoch viele Stunden täglich, ohne für den nötigen Ausgleich zu sorgen, schlägt das Pendel in eine für Sie ungünstige Richtung aus: Sie bewegen Ihren überstreckten Kopf zu wenig, Muskeln und Faszien vom Nacken bis zur Schulter verkürzen und es entwickelt sich ein nach vorne gerichteter Zug im Oberkörper, sobald Sie sich wieder aufrichten.

Damit Sie sich dennoch gerade hinstellen können, versucht Ihr Körper, die nach vorne wirkende Kraft durch die Muskeln und Faszien im Rücken wettzumachen. Dies gelingt jedoch nur mit einer Spannung, die weit über das normale Maß hinausreicht. An einem bestimmten Zeitpunkt läuft das Fass sprichwörtlich über: Dann herrschen sowohl im vorderen als auch im hinteren Körperbereich so heftige Zugkräfte, dass die Bandscheiben Ihrer Halswirbelsäule unnatürlich stark aufeinandergepresst und die kleinen Zwischenwirbelgelenke bedroht sind. Jetzt schreitet Ihr Körper ein.

WICHTIG

Vor allem bei Kindern sollte unbedingt vermieden werden, dass sich eine Hyperkyphose entwickelt bzw. sollte ihr sofort entgegengewirkt werden, denn in jungen Jahren ist sehr viel weniger Aufwand nötig, um den Rundrücken wieder zu »begradigen«. Noch besser ist es natürlich, es erst gar nicht so weit kommen zu lassen. Achten Sie daher darauf, dass Ihr Kind nicht zu viel sitzt, und sorgen Sie mit viel Bewegung und sportlichen Aktivitäten für genug Ausgleich.

WOHER KOMMT DER SCHMERZ?

Überall dort, wo Muskelsehnen an den Fortsätzen der Wirbel ansetzen, sitzen bestimmte Rezeptoren in der Knochenhaut. Sie sind ständig damit beschäftigt, die Spannungs- und Zugverhältnisse rund um die Halswirbelsäule zu messen und an das Gehirn weiterzuleiten. Dort vermittelt dann das sogenannte Periaquäduktale Grau (PAG), eine Ansammlung von Nervenzellkörpern, die Schmerzwahrnehmung.

Sind Gelenke und Bandscheiben nun durch Überspannungen bedroht, projiziert das PAG einen Schmerz in den Nacken und macht so auf die Gefahr aufmerksam – der Schmerz alarmiert Sie sozusagen. Wir von Liebscher & Bracht bezeichnen ihn daher als »Alarmschmerz«. Er ist sozusagen ein Warnsystem unseres Gehirns und stoppt die potenziell gefährdenden Bewegungen.

Natürlich sind Nackenschmerzen sehr unangenehm und schränken uns im Alltag stark

ein. Doch viel gefährlicher wäre es, wenn Verschleiß, Knorpel- und Bandscheibenschäden schmerzfrei auftreten und man nichts davon mitbekäme. Sie sollten den Alarmschmerz des Körpers daher nicht ignorieren oder versuchen, ihn durch Schmerzmittel und andere Maßnahmen zu verschleiern und unfühlbar zu machen. Denn er weist Sie darauf hin, dass Sie nicht so weitermachen dürfen wie bisher. Es ist wie mit der Ölkontrollleuchte im Auto: Kein Mensch käme auf die Idee, dieses Alarmsignal mit Klebeband zu verdecken oder mit dem Hammer kaputtzuschlagen, damit es ihn nicht weiter nervt und stört. Jeder weiß: Wenn man diesen Alarm, der anzeigt, dass zu wenig Öl im Motor ist, ignoriert oder unterdrückt, kann es bald zum Kolbenfresser kommen und der Motor geht kaputt. Deshalb wird man möglichst rasch an einer Tankstelle anhalten, um Öl nachzufüllen. Warum gehen viele mit ihrem Auto sensibler um als mit ihrem Körper?
Hören Sie auf die Sprache Ihres Körpers! Nackenschmerzen sind eine Handlungsanweisung, die zu hohe Spannung der Muskulatur und Faszien abzubauen und ihren Tonus zu normalisieren, damit der Nacken nicht geschädigt wird oder die Schädigungen nicht noch größer werden.

Alarmschmerzen und Überlastungsschmerzen

Neben den Alarmschmerzen gibt es auch die Überlastungsschmerzen. Wie der Name erahnen lässt, entstehen sie, wenn sich die Muskeln überlastet fühlen. Das äußert sich

RISIKOFAKTOREN FÜR NACKENSCHMERZEN

Weitere Risikofaktoren für verspannte Muskeln und Faszien, neben dem langen Sitzen, sind:

- Ungünstige Körperhaltungen (oft am Arbeitsplatz) mit permanenter Überstreckung der Halswirbelsäule und Anspannung.[28]
- Physikalische Belastungen, beispielsweise das Heben schwerer Lasten oder Erschütterungen.[29]
- Auch (kalte) Zugluft kann dafür sorgen, dass die Muskulaturverhärtung und Verkrampfung im Nacken verstärkt wird.

Verschiedene Studien konnten darüber hinaus zeigen, dass psychologische Faktoren durch die daraus resultierende Spannungserhöhung der Muskeln ebenfalls eine große Rolle bei der Entstehung von Nackenschmerzen spielen bzw. diese verschlimmern oder fördern können.[30]
Dazu zählen zum Beispiel:

- Stress, Überlastung, die Bewältigung schwieriger Probleme
- große Anspannung, die zur Verkrampfung der Halsmuskulatur führt
- Ängste und Depression
- soziale Faktoren wie zum Beispiel Stress mit Kollegen oder mangelnde soziale Unterstützung innerhalb der Familie

in einem brennenden Schmerz, etwa wenn Sie beim Wäschewaschen lange vornübergebeugt stehen. Irgendwann wird der Rückenstrecker durch diese Position überlastet und beginnt zu brennen – Sie haben dann das dringende Bedürfnis, sich in eine andere Haltung zu begeben.

Es ist im Grunde nicht anders, als wenn Sie mit ausgestreckten Armen ein Gewicht halten: Eine Zeit lang spüren Sie vermutlich nichts, aber irgendwann brennt die Schulter so stark, dass Sie den Arm sinken lassen müssen. Auch wenn sich das Brennen anfühlt wie eine Entzündung, ist es doch »nur« eine Überlastung der Muskulatur. Daher hört es sofort auf zu schmerzen, wenn Sie das Gewicht loslassen. Genauso ist es, wenn Sie im Stehen oder Sitzen brennende Nackenschmerzen haben. Legen Sie sich dann flach hin, hören mit der Entlastung sofort auch die Schmerzen auf. Erst wenn Sie wieder aufstehen, tut es wieder weh. Würden die Schmerzen dagegen von einer Entzündung der Facettengelenke herrühren, würden sie sich in jeder Position bemerkbar machen.

Oftmals handelt es sich bei Nackenschmerzen, egal ob sie nun akut oder vermeintlich chronisch sind (**siehe Seite 9**), um ein Zusammenspiel von Alarm- und Überlastungsschmerz. Auch hier ist wieder wichtig zu wissen, dass beide nicht von Schädigungen der Struktur oder Erkrankungen im eigentlichen Sinne verursacht werden. Ihr Alltag ist vielmehr einfach so wenig rücken- bzw. nackenfreundlich, dass Ihre Halswirbelsäule wahrscheinlich dauerhaft unter starker Spannung steht. Ihren Muskeln und Gelenken fehlt einfach die extreme Beugung, die Überstreckung sowie das seitliche Beugen und Drehen des Kopfes – kurzum: Der Bewegungsradius, für den sie konzipiert sind, wird einfach nicht ausgeschöpft. Genau diese Bewegungen sind es daher im Gegenzug, mit denen sich langes tägliches Sitzen vor dem Bildschirm bzw. zu einseitige Bewegungsabläufe ausgleichen lassen. Sie sorgen dafür, dass Muskeln und Faszien wieder nachgiebiger werden, und sind damit für die Nackenmuskulatur Entspannung pur.

SCHMERZEN MÜSSEN NICHT SEIN

Mit jedem Tag, an dem Sie nichts gegen die Verkürzungen unternehmen, werden diese intensiver – und die Zugspannung dementsprechend größer. Die Muskeln an der Körperrückseite müssen immer mehr gegen den Zug der zunehmend verfilzten und weniger flexiblen Faszien an der Körpervorderseite arbeiten. Ist schließlich ein bestimmtes Maß überschritten, schmerzt der Nacken irgendwann ständig.

Wir erleben bei unseren Patienten seit Jahren, dass Alarm- und Überlastungsschmerz völlig unabhängig vom Zustand der Halswirbelsäule und der Bandscheiben sind – genauso wie wir immer wieder erleben, dass sich

SCHLEUDERTRAUMA

Einen Sonderfall stellt das Schleudertrauma (HWS-Distorsion) dar. Es entsteht vor allem nach Auffahrunfällen, wenn der Kopf durch die dabei einwirkenden Kräfte in unnatürliche Winkel hineingerissen wird. Je mehr bei dem Betroffenen schon vor dem Trauma muskulär-fasziale Verkürzungen bestanden, desto mehr kann es nach dem Unfall zu immer extremer überschießenden Schutzreaktionen kommen: Die Muskeln machen komplett dicht. Auch beim Schleudertrauma können Sie die Schmerzen und Bewegungseinschränkungen selbst lindern. Sind Sie unsicher oder ist Ihr Zustand zu schlimm, lassen Sie sich am besten von einem nach Liebscher & Bracht zertifizierten Arzt oder Therapeuten untersuchen und behandeln, um ernste Verletzungen auszuschließen.

Nackenschmerzen in Luft auflösen, sobald man die zu große Spannung der verantwortlichen Muskeln und Faszien mindert. In dem Moment, in dem die zu große Zugkraft nachlässt, müssen die Nackenstrecker weniger ziehen und die Belastung der Halswirbelsäule sinkt unter die Intensität, die etwas kaputt machen könnte. Die Rezeptoren melden dem Gehirn daraufhin, dass wieder alles in Ordnung ist, woraufhin dieses den Alarmschmerz abschaltet.

Unsere Erfahrung zeigt, dass Nackenschmerzen, unabhängig davon, ob eine Schädigung der Struktur vorliegt oder nicht, schnell nachlassen, wenn zu hohe Spannungen beseitigt werden. Und dabei spielt es keine Rolle, ob die Schmerzen gerade das erste Mal aufgetreten sind oder ob sie Sie schon seit ein paar Jahren, vielleicht sogar schon seit Jahrzehnten quälen.

Schädigungsschmerzen dagegen – ausgelöst durch Verschleiß – sind uns in unserer Praxis so gut wie nie begegnet. Der Nacken tut nicht weh, weil Bandscheiben kaputt sind und auf Nerven drücken, Arthrose und Entzündung der Facettengelenke wehtun, ein Gleitwirbel quält oder die Spinalkanalstenose schmerzt. Es gibt sicher Einzelfälle, in denen die Struktur so kaputt ist, dass sie große Schmerzen verursacht, sodass es nicht einmal mehr hilft, die zu großen Zugspannungen, die die Zerstörung bewirkt haben, wegzunehmen, um die Situation zu entspannen. Aber diese Fälle sind sehr, sehr selten.

Unserer Erfahrung nach sind die meisten Nackenschmerzen unspezifisch. Und selbst wenn Schäden vorliegen, haben diese meist mit den Schmerzen nichts zu tun. Das bedeutet, dass bei der überwältigenden Mehrzahl der Patienten die Nackenschmerzen ohne größere Probleme beseitigt werden können – auf Dauer. Und das einfach dadurch, indem man die zu hohe Spannung beseitigt.

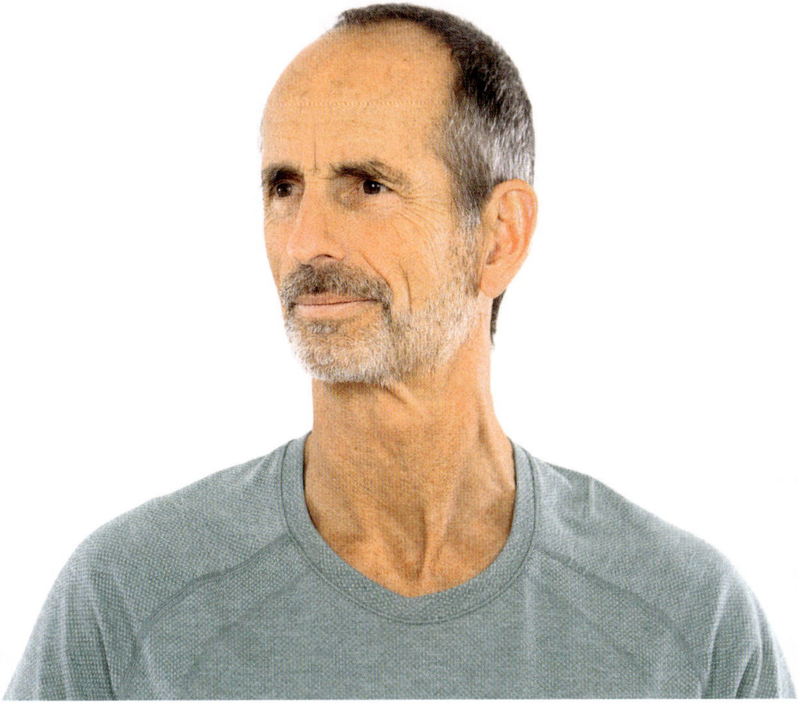

DIAGNOSE BANDSCHEIBENVORFALL

Wurden bei Ihnen durch Röntgen oder MRT bereits Schäden an den Bandscheiben oder Veränderungen an den knöchernen Strukturen der Wirbelsäule diagnostiziert? In diesem Fall hat Ihr Orthopäde oder Physiotherapeut sehr wahrscheinlich Verschleißerscheinungen als Erklärung für Ihre Nackenschmerzen ins Feld geführt. Aber liegt hier wirklich die Wurzel des Problems?

Tatsächlich zählen degenerative Prozesse an der Wirbelsäule nach den unspezifischen Formen **(siehe Seite 9 f.)** zur zweiten großen Gruppe der Ursachen für ein HWS-Syndrom.[31] Die beiden häufigsten Befunde lauten dabei: Osteochondrose und Spondylose.
Erstere, die Osteochondrose, ist immer durch Veränderungen am Knorpelgewebe/an der Bandscheibe (Chondro = Knorpel) und an

den Knochen/Wirbelkörpern (Osteo = Knochen) gekennzeichnet. Ausgelöst werden diese Prozesse durch eine dauerhaft einseitige Belastung oder Fehlhaltung, in deren Zuge die Bandscheiben immer mehr abflachen. Dadurch wird der Abstand zwischen zwei Wirbelkörpern geringer, ihre Stabilität schwindet und die kleinen Zwischenwirbelgelenke (Facettengelenke) werden überlastet. In der Folge kommt es dort zur Bildung von Arthrose (Facettengelenksarthrose). Um diese zu »reparieren« und um die zu hohen Kräfte auffangen zu können, bildet der Körper am entsprechenden Abschnitt der Wirbelsäule neue Knochensubstanz.
Der Körper wehrt sich aber nicht nur gegen die Arthrose, sondern auch gegen den Schrumpfungsprozess der Bandscheiben. Dies geschieht häufig dadurch, dass er die kleinen Wirbelgelenke vergrößert. Eine solche Größenzunahme der Facettengelenke heißt in der Fachsprache Spondylose.

ÜBERLASTETE BANDSCHEIBE

Durch die starken Spannungen im Bereich des Nackens durch verkürzte Muskeln und Faszien **(siehe ab Seite 21)** befindet sich die Halswirbelsäule fast permanent in einer überstreckten Haltung. Dadurch werden auch die Bandscheiben hinten im Nacken die meiste Zeit zusammengedrückt und kaum entlastet. Die Folge: Sie nehmen nicht genug neue Nährstoffe auf. Hierfür nämlich müssten sie gleichmäßig gedrückt und entlastet werden, um sich mit Nährstoffen zu versorgen und

FAKTOREN HWS-SYNDROM

Neben unspezifischen und degenerativen Ursachen kommen gemäß herkömmlicher Ansicht weitere Faktoren oder Erkrankungen als Auslöser eines HWS-Syndroms in Betracht. Dazu zählen:

- Hypermobilität bzw. Hypermobilitätssyndrom, also die Beweglichkeit der Gelenke und Bänder weit über das übliche Maß hinaus. Wir von Liebscher & Bracht halten diese im Gegenteil allerdings für vorteilhaft, weil sie deutlich leichter und schneller therapiert werden kann als die Verkürzungen von Muskeln und Faszien– einfach dadurch, dass die Muskeln in endgradigen Winkeln mit Kraft versehen werden müssen.
- Stress, Depression und psychische Belastung und die damit einhergehende Spannungserhöhung in Muskeln und Faszien
- Erkrankungen des rheumatischen Formenkreises wie Fibromyalgie bzw. rheumatisch-entzündliche Krankheiten wie M. Bechterew
- eine Entzündung der Wirbelkörper (Spondylitis), die meist ebenfalls eine Folge zu hoher Spannungen der Muskeln und Faszien ist
- in seltenen Fällen Tumore/Metastasen an der Wirbelsäule

Abfallstoffe abzugeben – wie ein Schwamm. Sie erinnern sich? Dazu aber ist Bewegung nötig und genau daran mangelt es bei vielen. Wir setzen im Alltag meist nur noch einen Bruchteil der Bewegungsmöglichkeiten unserer Halswirbelsäule ein. Wir schauen zum Beispiel viel zu selten nach oben oder nach unten. Überlegen Sie mal: Wie oft legen Sie Ihren Kopf vollständig in den Nacken oder nehmen Ihr Kinn so weit wie möglich an die Brust? Auch die seitliche Drehung des Kopfes nutzen die wenigsten Zeitgenossen noch im vollen Ausmaß, meist drehen wir den ganzen Körper mit. Ähnlich verhält es sich mit der maximalen seitlichen Neigung des Kopfes. Im Prinzip sind unsere Bandscheiben in der Halswirbelsäule also schlicht und einfach unterversorgt. Und dadurch wiederum sind sie weniger belastbar.
Ist die Bandscheibe dauerhaft hohem Druck ausgesetzt, drückt der Kern permanent gegen den Faserring. Im Lauf der Zeit wölbt sich dieser dadurch auf einer Seite nach außen und bekommt erste Risse. Es handelt sich dann um eine sogenannte Bandscheibenvorwölbung (Protrusion).
Steigt die Belastung immer noch mehr, kann der Faserring irgendwann reißen: Die gelartige Masse im Inneren wird nun aus dem Kern gedrückt und verteilt sich im Zwischenraum des Wirbelkörpers. Dort baut der Körper sie ab. Das Reißen der Hülle und der Austritt des Kerns ist der eigentliche Bandscheibenvorfall (Prolaps).

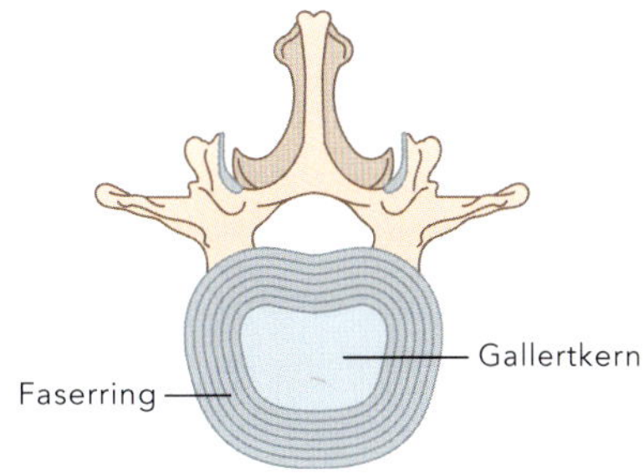

Mit Ausnahme von Atlas und Axis liegt zwischen jedem Wirbelkörper der HWS eine Bandscheibe.

Neben Protrusion und Prolaps unterscheiden Mediziner bei Bandscheibenvorfällen zwischen Extrusion und Sequester:

- Extrusion: Die Hülle ist gerissen, der Gallertkern ausgetreten, aber noch mit der Bandscheibe verbunden. Die Begriffe Bandscheibenvorfall und Bandscheibenextrusion werden synonym verwendet.
- Sequester: Das ausgetretene Gewebe hat keinen direkten Kontakt mehr zur Bandscheibe.

Übrigens: Ein Bandscheibenvorfall ist in jedem Abschnitt der Wirbelsäule möglich, auch in der Lenden- und Brustwirbelsäule. Etwa 25 Prozent aller Bandscheibenvorfälle entfallen jedoch auf die Halswirbelsäule.[32] In der Medizin spricht man in diesem Fall von einem zervikalen Bandscheibenvorfall. Die meisten von ihnen treten zwischen den Wirbeln C5 und C6 oder C6 und C7 auf.

Symptome

Heftige Beschwerden im Nackenbereich sind nicht das einzige Anzeichen, das auf einen Bandscheibenvorfall hinweist. Denn in so einem Fall können die Schmerzen auch bis in die Finger ausstrahlen. Oft nehmen Betroffene zudem eine Schonhaltung ein oder halten den Kopf leicht schief.

Die nachfolgend genannten Symptome können nach herkömmlicher Auffassung auf einen Bandscheibenvorfall der Halswirbelsäule hinweisen. Allerdings wissen wir von Liebscher & Bracht, dass sie in den meisten Fällen von den überhöhten Spannungen der Muskeln und Faszien ausgelöst werden:

- Nackenschmerzen
- Kopfschmerzen
- verhärtete Nackenmuskulatur
- Kribbeln im Bereich der Arme/Hände
- Kälte- oder Taubheitsgefühle im Bereich der Arme/Hände
- Gefühlsstörungen im Bereich der Arme/Hände
- Muskelschwäche im Arm
- Schulterschmerzen oder Armschmerzen
- eingeschränkte Bewegungsfähigkeit des Kopfes
- Gangunsicherheit (in schweren Fällen)

Rückenschmerzen sind im Zusammenhang mit Bandscheibenschäden an der Halswirbelsäule dagegen eher selten. Genauso sprechen Schmerzen, die bis in die Beine oder in das Gesäß ausstrahlen, nach herkömmlicher Auffassung eher für einen Bandscheibenvorfall in der Lendenwirbelsäule (lumbaler Bandscheibenvorfall) – wobei wir auch hier wissen, dass sie in den meisten Fällen ebenfalls von der überhöhten Spannung in der Muskulatur und in den Faszien ausgelöst werden, diesmal im Bereich des Gesäßes. Durch das verspannte Gewebe wird dann beispielsweise der Ischias komprimiert.

Gar nicht so selten verläuft ein Bandscheibenvorfall aber auch völlig schmerzfrei – und damit bleiben auch auf ihn zurückzuführende Schon- bzw. Fehlhaltungen oft lange unentdeckt. Tatsächlich lassen sich bei den meisten Menschen über 30 Jahren Veränderungen der Bandscheibe nachweisen, viele merken davon nichts.[33] Auch das spricht dafür, dass wir mit unserer Einschätzung richtig liegen: Nicht der Bandscheibenvorfall bereitet Beschwerden, sondern es sind die verkürzten Muskeln und Faszien.

Diagnose

Bei seiner Untersuchung testet der Arzt in der Regel, welche Bewegungen Schmerzen verursachen. Zudem erfragt er die Vorgeschichte und bestehende Erkrankungen (Anamnese). Im Anschluss lässt er für die Diagnose gegebenenfalls ein Röntgenbild,

ein CT (Computertomografie) oder ein MRT (Magnetresonanztomografie) anfertigen.
Aus zwei Gründen halten wir solche bildgebende Verfahren nur bedingt für sinnvoll: Zum einen ist auf ihnen in vielen Fällen nichts zu erkennen. Das liegt ganz einfach daran, dass der Grund für die Beschwerden meist in den zu hohen Spannungen der Muskeln und Faszien zu finden ist – diese stellen aber die bildgebenden Verfahren gar nicht dar.
Zum anderen finden sich sichtbare Veränderungen wie eine Vorwölbung der Bandscheibe auch auf Aufnahmen von Personen, die gar keine Beschwerden haben. Dies ist ein weiterer eindeutiger Hinweis darauf, dass das eigentliche Problem bei den verkürzten Muskeln und Faszien liegt, nicht bei der veränderten Bandscheibe an sich. Anderenfalls müsste schließlich jeder, dessen Bandscheiben in irgendeiner Weise Auffälligkeiten aufweisen, Schmerzen haben.

Woher kommt der Schmerz?

Die herkömmliche Medizin geht davon aus, dass das infolge eines Bandscheibenvorfalls entwichene Bandscheibengewebe auf die Spinalnerven und Nervenwurzeln am Rückenmark drückt und damit die Schmerzen auslöst. Wenn der Patient trotz eines Bandscheibenvorfalls keine Schmerzen hat, liegt das nur daran, dass kein Nerv bzw. keine Nervenwurzel involviert ist. Ist also alles eine Frage dessen, wie viel Platz im Spinalkanal ist bzw. wie viel Gallerte austritt?

RED FLAG

Sollten Sie eines der folgenden Symptome bei sich feststellen, suchen Sie bitte umgehend einen Arzt auf – am besten einen, der in der Liebscher & Bracht-Therapie ausgebildet ist:

- Lähmungen bzw. Lähmungserscheinungen
- Inkontinenz bzw. Verlust der Kontrolle über Blase und Darm
- Bewegungsstörungen (in Armen oder Beinen) bzw. starke Ausfälle der Beweglichkeit

Wir von Liebscher & Bracht wissen aus Erfahrung, dass die Schmerzen nicht vom Bandscheibenvorfall ausgehen. Zum einen hat die Bandscheibe selbst keine Schmerzrezeptoren. Daher merken viele Patienten gar nicht, wenn sie reißt. Zum anderen baut der Körper den ausgetretenen Kern wieder ab, er kann also gar nicht dauerhaft auf Nerven drücken. Davon abgesehen handelt es sich beim Gallertkern um eine sehr weiche Masse, die wohl kaum starke Nerven abdrücken kann.
Das alles zeigt: Verantwortlich für den Schmerz sind die verkürzten Muskeln und Faszien. Die Schäden an den Bandscheiben sind nur eine weitere Folge dessen.
Was noch dazukommt: Normalerweise warnt uns der Körper, wenn bestimmte Bewegungen Schaden verursachen könnten. Wenn eine Bandscheibe allerdings schon vorher

unter starkem Druck steht und einseitige Bewegungen für starke Zugspannungen sorgen, wenn der Druck auf die Bandscheibe stetig zunimmt, sie sich vorwölbt und nicht mehr ausreichend versorgt wird, kann eine schnelle Bewegung, die verhindert, dass der Körper mit Schmerz rechtzeitig davor warnen kann, jedoch dafür sorgen, dass die Bandscheibe plötzlich platzt.
Auch hier würde der Alarmschmerz die Schädigung verhindern, wäre da nicht die Massenträgheit, die es dem Betroffenen ab einer bestimmten Geschwindigkeit einfach unmöglich macht, die gefährliche Bewegung rechtzeitig zu stoppen.

OPERATION ALS LETZTER AUSWEG?

In der Neurochirurgie wird bei einem Bandscheibenvorfall gerne auch operiert und die OP stellt dabei nicht immer erst die letzte Möglichkeit dar. Stattdessen wird sie als ganz »normaler« Teil der Behandlung angesehen, in deren Anschluss meist eine physiotherapeutische Behandlung (Physiotherapie bzw. Krankengymnastik) oder ein Rehaaufenthalt über mehrere Wochen folgt.

Verschiedene Methoden

In vielen Fällen wird im Rahmen einer Operation die betroffene Bandscheibe zwischen

BEWEGUNG: JA ODER NEIN?

Ruhig stellen oder noch besser Bettruhe empfahl die herkömmliche Medizin früher bei einem Bandscheibenvorfall. Heute gilt das als überholt und man setzt eher auf Bewegung – was unserer Ansicht nach der richtige Weg ist. Auch bei einem zervikalen Bandscheibenvorfall, also einem Bandscheibenvorfall in der Halswirbelsäule, können Sie weiter Sport treiben, es sei denn, Ihr Arzt rät Ihnen explizit davon ab. Achten Sie aber unbedingt darauf, Sportarten mit ruckartigen und schnellen Bewegungen oder starken Belastungen für die Wirbelsäule zu vermeiden. Versuchen Sie es stattdessen mit Rückenschwimmen, Nordic Walking oder Yoga. Wichtig ist auch, dass Sie sich nicht zu einseitig bewegen. Am besten kombinieren Sie Sport mit unseren ausgleichenden und entlastenden Übungen, die wir Ihnen ab **Seite 62** vorstellen. Fast immer können Sie diese nämlich auch dann anwenden, wenn ein Bandscheibenvorfall attestiert wurde. Bitte besprechen Sie sich aber vorab mit einem (am besten von uns zertifizierten) Arzt, ob die Übungen in Ihrem speziellen Fall geeignet sind. Gibt er grünes Licht, können Sie ausprobieren, ob sie Ihnen guttun und sich Ihre Schmerzen reduzieren – wovon wir stark ausgehen. Das ist dann auch der Beweis dafür, dass die Bandscheibe nicht der wahre Übeltäter ist und Sie trotz eines Bandscheibenvorfalls dauerhaft schmerzfrei werden können. Ausprobieren lohnt sich also auf jeden Fall.

den Halswirbelkörpern entfernt, damit sie im Spinalkanal nicht mehr auf Nerven und Nervenwurzel drückt, was, wie gesagt, viele herkömmliche Mediziner für die Ursache des Schmerzes halten. Dazu erfolgt zunächst ein Hautschnitt auf der Vorderseite und anschließend wird, je nach Methode, ein künstlicher Platzhalter oder eine Bandscheibenprothese eingefügt.[34]

Eine weitere operative Methode ist die Versteifung der entsprechenden Wirbel. Bei diesem Eingriff wird die betroffene Bandscheibe durch einen Hautschnitt entfernt und die benachbarten Wirbelkörper werden miteinander verschraubt. Das sorgt für Stabilisierung – allerdings ist dieses Wirbelsäulensegment danach überhaupt nicht mehr beweglich.

So extrem so ein Eingriff auch sein mag: Bei vielen Patienten kehren die Schmerzen (also die ursprüngliche Symptomatik) nach einiger Zeit zurück und bei manchen sind sie sogar direkt nach der OP noch immer vorhanden. Im schlimmsten Fall folgen dann weitere Operationen an erneuten Bandscheibenvorfällen. Denn wenn die Spannungen von Muskeln und Faszien nicht heruntergefahren werden, bleiben die hohen Zugkräfte ja bestehen und es ist nur logisch, dass früher oder später ein erneuter Bandscheibenvorfall eintreten kann. Es gibt sogar Fälle, in denen die künstlichen Versteifungen, selbst wenn sie aus Titan bestehen, brechen – was zeigt, wie hoch die Spannungen der Muskeln und Faszien sein können.

Besser eine Lösung von Dauer

Vermutlich verschwinden die Schmerzen durch die Narkose bei einer Bandscheibenoperation kurzzeitig, weil diese für eine völlige Entspannung der Muskeln sorgt. Ändert der Patient allerdings nichts an seinen alltäglichen Bewegungsmustern, kehren die Beschwerden meistens über kurz oder lang wieder zurück – unabhängig von Versteifung, Einsatz von Bandscheibenprothese oder Platzhalter.

Sicherlich gibt es Operationen, die sinnvoll und notwendig sind. Früher wurde jedoch oft vorschnell operiert. Auch wenn das mittlerweile nicht mehr so ist, sind wir von Liebscher & Bracht der Auffassung, dass sich die meisten Bandscheibenoperationen vermeiden lassen würden. Deswegen raten wir Ihnen, immer erst eine konservative Therapie, vorzugsweise die nach Liebscher & Bracht, auszuprobieren, bevor Sie einen operativen Eingriff an der Wirbelsäule vornehmen lassen. Mindestens neun von zehn OPs aufgrund von Schmerzen sind dann unserer Erfahrung nach nicht mehr nötig. Insbesondere bei neurologischen Ausfällen wie Lähmungen bzw. Lähmungserscheinungen, anhaltender Taubheit und ähnlichen Erscheinungen sollten Sie vor einer Operation unbedingt unsere Therapie ausprobieren und für eine genauere Untersuchung und Diagnostik einen Arzt aufsuchen, der mit unserer Methode Erfahrung hat. Es geht schließlich um eins der höchsten Güter: Ihre Gesundheit.

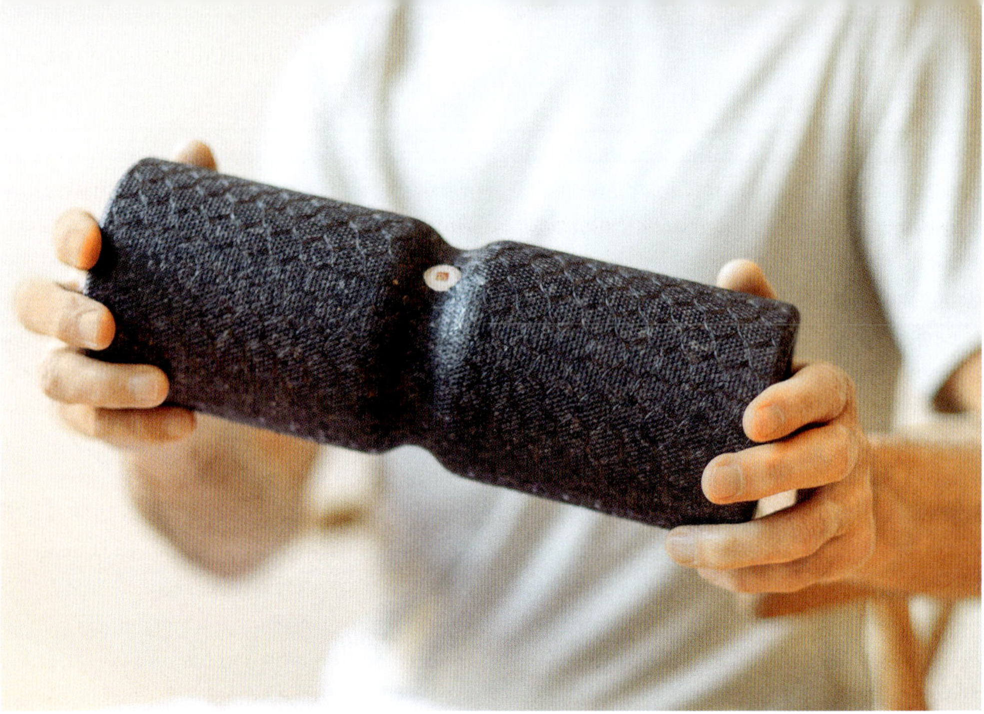

PROBLEME MIT DEM ATLAS

In manchen Fällen ist ein einziger Wirbel für Nackenschmerzen, Kopfweh, Schwindel, Tinnitus oder Rückenschmerzen verantwortlich: der Atlaswirbel. Gerät er aus dem Lot, kann das nämlich Auswirkungen auf den gesamten Körper haben. In diesem Kapitel erfahren Sie, welche Symptome und Beschwerden der Atlaswirbel hervorrufen kann und wie sich Probleme mit dem Atlas speziell auf Kopfschmerzen und Beschwerden im unteren Rücken und Hüftbereich auswirken.

DIE ERSTEN BEIDEN HALSWIRBEL

Der erste Halswirbel (C1) wird als Atlas bezeichnet, der zweite als Axis (C2). Gemeinsam mit der Schädelbasis bilden sie das obere

und das untere Kopfgelenk. Diese beiden Kopfgelenke sind verantwortlich für die Beweglichkeit des Kopfes. Nur dank ihnen sind wir überhaupt in der Lage, ihn zu heben und zu neigen.
Im Gegensatz zu allen anderen Wirbeln der Wirbelsäule hat der Atlas keinen Wirbelkörper. Er besteht lediglich aus einem hinteren und einem vorderen Wirbelbogen sowie einer dicken Knochenmasse, die diese beiden Bögen miteinander verbindet. In der Mitte verläuft der Kanal für das Rückenmark, der sich durch die ganze Wirbelsäule zieht.
An der Vorderseite weist der Atlas sogenannte Querfortsätze auf und an der Rückseite finden sich Überbleibsel der Dornfortsätze. Dort setzen auch die zahlreichen kleinen Muskeln der Nackenmuskulatur an.
Der Name des ersten Halswirbels kommt übrigens nicht von ungefähr. Er stammt von dem gleichnamigen Titan aus der griechischen Mythologie: Nach einem verlorenen Kampf gegen die olympischen Götter bekam er die Strafe zugeteilt, fortan am westlichsten Rande der damals bekannten Welt das Himmelsgewölbe abzustützen, damit sich Erde und Himmel nicht zu nahe kommen.
Im menschlichen Körper nimmt der Atlaswirbel eine ähnliche Aufgabe wahr: Er ist das Bindeglied zwischen dem Kopf und dem restlichen Körper und fungiert gleichzeitig als Stütze für das Skelett. Der Atlas soll dafür sorgen, dass alles am richtigen Platz bleibt. Doch manchmal verkantet sich der Atlaswirbel ein wenig und damit gerät sozusagen das Fundament für das Skelett in Schieflage. Die

SYMPTOME VON PROBLEMEN MIT DEM ATLASWIRBEL

Die Fehlstellung des Atlaswirbels sorgt für sich genommen in der Regel nicht direkt für Schmerzen. Allerdings ergeben sich aus einer Fehlstellung des Wirbels eine Reihe anderer Beschwerden. Typische Symptome einer Atlasfehlstellung oder Atlasblockade sind nach herkömmlicher Auffassung:[35]

- Kopfschmerzen und Migräne
- Schwerhörigkeit, Tinnitus oder ein Rauschen im Innenohr
- Schmerzen im Kiefer
- Nackenschmerzen oder ein steifer Nacken
- bretthарte Muskeln
- Bewegungseinschränkung in der Schulter
- Rückenschmerzen im Bereich der Lendenwirbelsäule sowie Hüftschmerzen und Beckenschiefstand
- Gleichgewichtsstörungen und Schwindel durch Funktionsstörungen im Innenohr
- Übelkeit oder Konzentrationsstörungen

Wir bei Liebscher & Bracht wissen, dass es bei diesen Symptomen nicht nur um die Fehlstellung des Atlas geht, sondern wie immer um vielschichtige Überspannungen im gesamten Nackenbereich und auch weiter entfernt im Rumpf. Dafür haben wir Lösungen entwickelt.

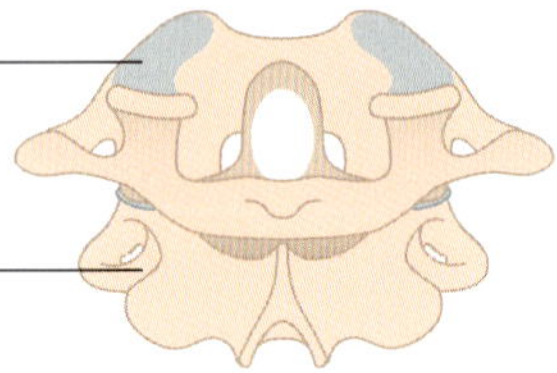

Atlas und Axis sind die ersten beiden Wirbel der Halswirbelsäule. Mit der Schädelbasis bilden sie das untere Kopfgelenk.

Auswirkungen dieser Fehlhaltungen sind damit im gesamten Körper spürbar. Aber wie kommt es überhaupt dazu, dass sich der Atlas verschiebt?

FEHLSTELLUNG, BLOCKADE UND VERSCHIEBUNG

Manche Menschen haben von Geburt an eine Atlasfehlstellung. Auch Stürze oder ein Schleudertrauma nach einem Unfall begünstigen eine Verschiebung des Atlaswirbels. Und selbst wohlbehütet an Ihrem Schreibtisch können Sie sich eine Atlasblockade zuziehen, denn die Arbeit vor dem Rechner sorgt für lange Phasen des Sitzens, wobei der Kopf permanent nach vorne geschoben wird. So bekommen Sie durch die einseitige Haltung einen »Geierhals« und im Schulterbereich zusätzlich noch einen Brettnacken. Verstärkt wird das Ganze durch Stress und große Konzentration.[36]

Durch all das wird der Atlas immer wieder in eine unnatürliche Position gezogen, bis er schließlich irgendwann nicht mehr symmetrisch an seinem vorgesehenen Platz sitzt.

Ist der Atlaswirbel durch Verspannungen in den umliegenden Muskeln und Faszien erst einmal verschoben und/oder verkantet, verschiebt sich langfristig auch der Schwerpunkt des Kopfes – immerhin lastet dieser mit etwa sechs Kilogramm auf dem Wirbel. Und das ist noch nicht alles: Die entstehende Fehlhaltung begünstigt auf lange Sicht die Bildung von Skoliose, Kieferschmerzen und sogar eines Beckenschiefstands.

Um alles wieder ins Lot zu bringen, ist häufig eine sogenannte Atlaskorrektur oder -therapie nötig, bei der man versucht, den Wirbel wieder ins Gleichgewicht zu bringen. Dafür gibt es verschiedene Ansätze. Unseren eigenen hochwirksamen Ansatz stellen wir Ihnen auf **Seite 100** vor: die intensive Dehnung, um die tiefen Nackenstrecker zu lösen.

Wir legen diese Übung zur Atlaswirbelkorrektur übrigens auch all jenen Leserinnen und Lesern ans Herz, die bisher nur wenige oder gar keine der oben genannten Symptome verspüren. Röntgenaufnahmen in einer Studie mit 212 beschwerdefreien Patienten ergaben nämlich, dass lediglich bei sechs Prozent der Probanden eine Symmetrie in der Stellung der ersten beiden Halswirbel – Atlas und Axis – und des Hinterhauptbeins am Schädel (*Occiput*) vorlag.[37] Daraus lässt sich schließen, dass der Atlaswirbel bei den meisten Menschen verschoben ist, ohne dass sie es bisher gemerkt haben. Leider bedeutet das nicht, dass das so bleibt und die Schieflage nicht doch noch irgendwann zu Problemen führt. Beugen Sie also vor!

Der Atlas und sein Wirken bei Kopfschmerzen

Wie Sie bereits wissen, ist langes Arbeiten am Computer nicht optimal für die gesamte Körperhaltung – und erst recht nicht für den Atlaswirbel. In einer Untersuchung mit über 550 Teilnehmern mit Computerarbeitsplätzen gaben nur vier Personen an, beschwerdefrei zu sein. Die anderen hatten immer wieder verschiedene Schmerzzustände, die meisten davon waren Kopfschmerzen.[38]

Eine andere Untersuchung von über 300 Kopfschmerzpatienten ergab in mehr als der Hälfte der Fälle behandelbare Befunde an der Halswirbelsäule.

Eine Korrektur des Atlas kann hier maßgeblich zur Beschwerdefreiheit beitragen. Doch von Anfang an: Als obere Atlasblockade bezeichnet man eine Dysfunktion, also eine Funktionsstörung, die sich zwischen dem Hinterhauptbein und dem Atlaswirbel manifestiert. Betroffene verspüren starke Kopfschmerzen, können ihren Kopf aber noch gut in alle Richtungen bewegen.[39]

Meist können Betroffene in diesem Fall selbst eine Atlaskorrektur vornehmen, indem sie mit unseren Übungen die Muskeln und Faszien in diesem Bereich lockern und dehnen.

WER FÜHRT ATLASKORREKTUREN DURCH?

Neben Ärzten werden Atlaskorrekturen von Heilpraktikern und vor allem von Chiropraktikern durchgeführt. Letztere arbeiten dazu mit der Manipulation von Knochen. Eine langfristige Wirkung der Methode der Chiropraktik konnte jedoch bisher nicht nachgewiesen werden. Wir warnen sogar gerade im Bereich der Halswirbelsäule vor ruckartigen chiropraktischen Korrekturen, da es hierbei durch die Verletzung der durch die Wirbel verlaufenden Gefäße zu Schlaganfällen kommen kann. Wir bei Liebscher & Bracht korrigieren nicht nur Atlas und Axis, sondern darüber hinaus auch die restlichen Wirbel und weiter entfernten Strukturen in ihrer Position, indem wir die häufigste Ursache der Fehlstellungen – die überhöhte Spannung der Muskeln und Faszien – normalisieren.

Die Blockade des Atlas muss aber nicht unbedingt am Übergang zum Hinterhauptbein bestehen, sondern sie kann auch zwischen dem Atlaswirbel und dem darunterliegenden Axis sitzen, was sich ebenfalls in Kopfschmerzen äußert. Im Gegensatz zur oberen Atlasblockade ist hier die Beweglichkeit bei der Rotation jedoch stark eingeschränkt – eine Funktionsstörung, die häufig bei jüngeren Patienten vorkommt.
Während das obere Ende des Atlaswirbels leider sehr versteckt sitzt, sodass ein Therapeut dort nicht direkt am Knochen behandeln kann, ist die blockierte Partie zwischen Atlas und Axis gut erreichbar. Hier können Sie daher zusätzlich zu unseren Übungen auch einen der nach unserer Methode zertifizierten Therapeuten in Ihrer Nähe aufsuchen, um das Problem schnell zu lösen.

BESCHWERDEN IM LENDEN-, BECKEN- UND HÜFTBEREICH

Der Atlaswirbel trägt nicht nur den Kopf, sondern auch sonst viel zur gesamten Körperstatik bei. Daher ist es nicht weiter verwunderlich, dass aufgrund von Beschwerden bzw. Veränderungen am Atlaswirbel auch in anderen Körperbereichen Probleme und Schmerzzustände auftreten. Ärzten fällt zum Beispiel immer wieder auf, dass Patienten mit nachgewiesenen Veränderungen am Atlas nicht selten auch unter Schmerzen im Lenden-, Becken- und Hüftbereich leiden. Forscher haben ein Jahr lang systematisch Röntgenbilder ausgewertet, auf denen eine sogenannte Hypoplasie des Atlas zu erkennen war.[40] Das bedeutet, dass Teile des Wirbels bereits verschlissen oder ungewöhnlich schwach ausgeprägt waren. Ihre Auswertung zeigte, dass die Patienten gleichzeitig eine größere Belastung im unteren Rücken, also dem Bereich der Lendenwirbelsäule, aufwiesen. Dies hat insofern Folgen, da die Bildung von Arthrose gefördert wird und Schmerzen entstehen können, wenn dort über längere Zeit die Gelenke und Wirbelkörper zu stark beansprucht werden.
Auch Auswirkungen auf die Hüftregion konnten die Ärzte feststellen. In diesem Bereich beobachteten sie zum einen flache und fehlgebildete oder verschlissene (dysplastische) Hüftgelenke, zum anderen statisch relevante Veränderungen wie Beinlängendifferenzen.[41]
Die Analysen zeigten schlussendlich auch, dass ein isoliertes Auftreten dieser Beschwerden deutlich seltener war als die Kombination aus Beschwerden am Atlas, in der Lendenwirbelsäule und in der Hüfte.[42]
Im Hinblick auf die möglichen weitreichenden Auswirkungen auf den gesamten Körper ist nach herkömmlicher Auffassung auch hier eine Atlaskorrektur mittels unserer Übungen immens wichtig. Auf diese Weise kann verhindert werden, dass sich Schmerzen und Beschwerden weiter ausbreiten. Gleichzeitig können Sie mit den Übungen eine starke Beanspruchung des gesamten Rückens und der Hüfte deutlich mindern.

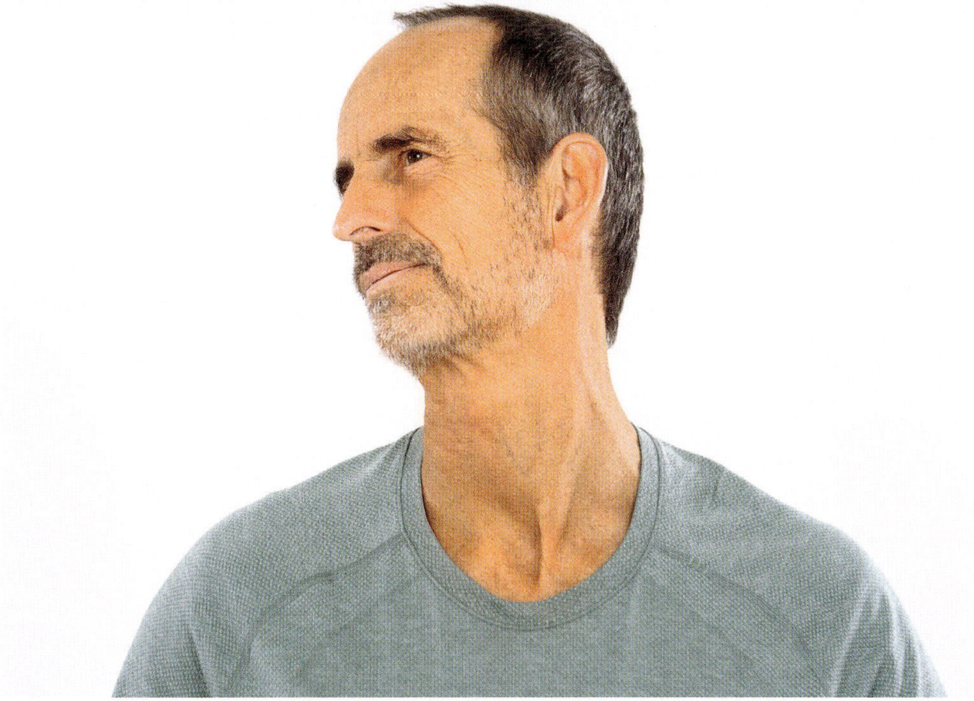

SCHIEFHALS

Ihr Kopf ist permanent zu einer Seite geneigt, Sie können den Hals nur noch unter höllischen Schmerzen drehen und die Nackenmuskulatur ist bretthart? Klingt nach den typischen Symptomen eines akuten Schiefhalses. Doch keine Sorge: So bedrohlich der Begriff klingt, so gut sind fast immer die Behandlungschancen. Sie müssen nur wissen, wie Sie sich selbst helfen können.

Auf den ersten Blick scheinen die Dinge klar: Wie die Bezeichnung »Akuter Schiefhals« (*Torticollis acutus*) vermuten lässt, kommen die Beschwerden meist ohne große Vorwarnung wie aus heiterem Himmel. Häufig morgens nach dem Aufwachen schießen dann stechende Schmerzen im Bereich des Nackens und Halses ein, die noch dazu oft in andere Körperpartien ausstrahlen, sodass auch noch massive Kopfschmerzen, Schulter- oder Rückenschmerzen dazukommen können. Der Kopf ist nach links oder rechts gedreht oder geneigt, manchmal zusätzlich auch noch nach vorne oder hinten. Oft wirkt sogar die gesamte Körperhaltung schief. Doch jeder Versuch, die Halswirbelsäule und den Kopf wieder in eine normale Position zu bewegen, scheitert an den Schmerzen. Greift man sich an den Hals, merkt man, wie sehr die Muskulatur verhärtet ist und dass der steife Nacken schon beim kleinsten Druck mit dem Finger unglaublich schmerzt.

Was zu den Schmerzen noch dazukommt: Wer sich mit einem Schiefhals herumplagt, nimmt unwillkürlich und ungewollt eine Fehlhaltung des Kopfes und/oder des Halses ein. Diese erzwungene Schiefstellung kann dazu führen, dass sich Betroffene immer stärker aus der Öffentlichkeit zurückziehen. Sie schämen sich für ihren schiefen Kopf und können sich beispielsweise im Job kaum noch auf die Arbeit konzentrieren. Der ständige K(r)ampf der Muskeln raubt diesen Menschen jede Energie und mündet im schlimmsten Fall in chronischen Erschöpfungszuständen und der Berufsunfähigkeit.[43]

VERSCHIEDENE TYPEN DES SCHIEFHALSES

Abhängig davon, wie und in welche Richtung der Kopf gedreht ist, unterscheidet die Medizin verschiedene Formen des Schiefhalses:

- Ein rotatorischer Torticollis liegt vor, wenn der Kopf gedreht ist.
- Von einem Laterocollis sprechen Ärzte, wenn der Kopf zu einer Schulter hin geneigt ist.
- Anterocollis oder Retrocollis bezeichnet einen nach vorne bzw. hinten gekippten Kopf.

In der Regel treten alle Formen kombiniert auf. So ist der Hals oft gedreht und gleichzeitig zur Schulter hingeneigt (Laterocollis). Den akuten Schiefhals, der im Fokus dieses Kapitels steht, kennzeichnet zumeist exakt dieses Beschwerdebild.

URSACHEN DES SCHIEFHALSES

Der Schiefhals als solcher ist lediglich ein Symptom. Welche Ursache im Einzelfall für den zur Seite gedrehten Kopf verantwortlich ist, bedarf daher einer genaueren Betrachtung. Eine erste Orientierung liefert die Unterscheidung zwischen angeborenen Formen und erworbenen Zwangshaltungen des Kopfes. Zudem kann differenziert werden, ob der Schiefhals (scheinbar) plötzlich aufgetreten ist oder ob er sich über einen längeren Zeitraum entwickelt hat.[44] Für unseren Behandlungsansatz – so viel vorweg – spielen diese Unterscheidungen in den meisten Fällen keine große Rolle.

Akuter Schiefhals

Der akute Schiefhals ist die häufigste Form des muskulär bedingten, erworbenen Schiefhalses: Die zahlreichen Muskeln und Faszien, die für eine optimale Funktionsfähigkeit der Halswirbelsäule und der Kopf-Nacken-Schulter-Region sorgen sollen, passen sich dem typischen Bewegungsprofil nach und nach an. Jede Bewegung hinterlässt so ihre Spuren: Muskeln verkürzen, werden träge und unnachgiebig. Faszien verfilzen und machen Bewegungen irgendwann nicht mehr geschmeidig mit. Daran beteiligte Steuerungsprogramme im Gehirn sind dann so ausgelegt, dass sie die Muskeln und Faszien im verkürzten Bereich mit einer höheren Grundspannung ausstatten.
Beim Schiefhals sind aufgrund antrainierter einseitiger Bewegungsmuster an einer Seite des Halses so starke muskulär-fasziale Überspannungen entstanden, dass der Kopf dauerhaft auf die verkürzte Seite gezogen wird. Dabei gehen die Überspannungen meist von einem oder mehreren dieser Muskeln aus:

- *Musculus levator scapulae* (Schulterblattheber), der an den Querfortsätzen der Halswirbelsäule ansetzt
- *M. trapezius* (Trapezmuskel), ein zwischen Schulter und Wirbelsäule ausgespannter Skelettmuskel
- *M. sternocleidomastoideus* (»großer Kopfwender« oder »Kopfnicker«), der zur oberflächlichen Schicht der Halsmuskulatur zählt
- *Musculi scaleni*, drei gestaffelt angeordnete Halsmuskeln[45]

Wie genau sich Kopf und/oder Hals neigen bzw. drehen, hängt davon ab, an welchen Muskeln die Verkürzungen und Spannungserhöhungen am stärksten sind.
Weil am klinischen Bild eines akuten Schiefhalses immer Verschleißvorgänge an der Halswirbelsäule (degenerative Prozesse) beteiligt sind, ist auch er sehr oft Ausdruck eines akuten HWS-Syndroms (**siehe Seite 9**).[46]
Der akute Schiefhals gilt zudem als »Hexenschuss der Halswirbelsäule« und wird von einigen Ärzten als Vorbote eines Bandscheibenvorfalls in diesem Wirbelsäulenabschnitt interpretiert.[47]

SCHIEFHALS DURCH EIN SCHIEFES BECKEN?

Auch ein Beckenschiefstand durch ein scheinbar zu kurzes Bein kann zu einem muskulär bedingten Schiefhals führen. Der Körper bemüht sich nämlich immer um einen Ausgleich. Betroffene versuchen daher ganz automatisch, den Fehler im Becken über die schiefe Haltung des Kopfes auszugleichen und dadurch die Symmetrie wiederherzustellen. Weil das Gehirn über Rückkopplungen mit der Muskulatur mit der Zeit lernt, dass die Schiefhaltung ganz »normal« ist, gibt es den Halsmuskeln irgendwann den Befehl, sich dauernd zusammenzuziehen.[48]

Weitere Formen des Schiefhalses

Neben dem akuten Schiefhals gibt es weitere Formen des Torticollis, bei der muskuläre Fehlspannungen eine wichtige Rolle spielen. Eine davon ist die zervikale Dystonie, auch *Torticollis spasticus* oder *Torticollis spasmodicus* genannt, bei der zusätzliche zwanghafte, unnatürliche Kopf-/Halsbewegungen auftreten können. Bei diesem neurologischen Typ des Schiefhalses werden die Bewegungsstörungen im Gehirn verursacht. Anders als beim akuten Schiefhals reagieren Hirnprogramme hier also nicht auf zu hohe muskuläre Spannungen, sondern sie lösen diese über Signale der Nerven ursächlich aus. Weiterführende Infos zu Formen, Diagnostik und Behandlung einer zervikalen Dystonie bietet die die Webseite der Deutschen Dystonie Gesellschaft e. V. (www.dystonie.de).

Beim ossären Schiefhals liegt die Ursache im Bereich der Knochen, genauer gesagt in Fehlbildungen der knöchernen Strukturen der Halswirbelsäule. So können beispielsweise einzelne Halswirbel von einer Fehlbildung betroffen sein und dadurch falsch zueinanderstehen. Möglich ist ebenfalls, dass zwei oder mehrere Wirbel miteinander verschmelzen (Klippel-Feil-Syndrom). Neben diesen angeborenen Varianten des ossären Schiefhalses gibt es auch erworbene Formen. Meist stecken dann falsch verheilte Wirbelbrüche (Frakturen) in der Halswirbelsäulenregion dahinter.[49]

Allen Formen des ossären Schiefhalses ist gemeinsam, dass durch die Fehlstellung der Halswirbel die umliegenden Muskeln verkürzen und überspannen. Diese Fehlspannungen ziehen den Hals in Richtung der überlasteten Muskulatur zur Seite. Das bedeutet, dass auch hier die Chancen gut stehen, dass Sie von unseren Übungen ab **Seite 72** profitieren. Zwar können sie die Lage der Wirbel nicht radikal verändern, sehr wohl aber die muskulären Überspannungen auf ein normales Maß reduzieren. Langfristig können Sie dadurch die Schiefstellung Ihres Halses verringern und Ihre Schmerzen lindern.

Ebenso selten wie das Klippel-Feil-Syndrom sind der *Torticollis ocularis* und der *Torticollis acusticus*. Bei der erstgenannten Form neigen Betroffene ihren Kopf, um eine Sehstörung zu kompensieren, bei der zweiten soll eine einseitige Schwerhörigkeit durch eine spezifische Drehung des Halses aufgefangen werden.

Denkbar ist bei den zu Beginn genannten Symptomen zudem der infektiöse Schiefhals, insbesondere das Grisel-Syndrom. Der schiefe Kopf ist auch hier Ausdruck einer Schonhaltung. Eine Untersuchung weist oft auf eine vorangegangene Entzündung im Hals-Nasen-Rachen-Bereich hin, beispielsweise eine Mandelentzündung oder Angina, die sich bei fehlender Behandlung auf die Bänder zwischen dem ersten Halswirbel (Atlas) und dem zweiten Halswirbel (Axis) übertragen kann. Diese Bänder werden durch die Infektion derart geschwächt, dass sie ihre Zugfestigkeit einbüßen.[50]

Doch keine Sorge: Das klingt schlimmer, als es in den meisten Fällen ist. Neben der Behandlung der oft entzündlichen Grunderkrankung können Sie unsere Übungen zur Atlaskorrektur ausprobieren (**siehe Seite 100**). Sie bringen meist rasche Linderung und helfen, die Nackenverspannungen effektiv zu lösen.

Schiefhals bei Kindern

Haben Sie bei Ihrem Kind einen Schiefhals beobachtet oder plagen Sie sich von Geburt an selbst mit einer Fehlhaltung des Kopfes herum? Dann kann es sein, dass es sich um einen muskulär-kongenitalen Schiefhals (*Torticollis muscularis*) handelt – die dritthäufigste angeborene orthopädische Erkrankung in Deutschland.[51] Sie entsteht entweder durch eine Fehllagerung des Babys in der Gebärmutter oder durch Komplikationen während der Geburt. In beiden Fällen wird der Große-Kopfnicker-Muskel (*Musculus sternocleidomastoideus*) des Neugeborenen auf einer Seite direkt geschädigt. Bei einer Fehlbildung baut sich sein Bindegewebe zu einem derben Strang um (Fibrose), wodurch sich der Muskel insgesamt verkürzt.[52]

Auch wenn die Entstehungsgeschichte des *Torticollis muscularis* eine völlig andere ist als die des akuten Schiefhalses, sind die Resultate an Muskeln und Faszien doch vergleichbar. Sie oder Ihr Kind können also möglicherweise ebenfalls von unserer Therapie profitieren. Bevor Sie an eine Operation denken, ist es den Versuch sicher wert.

WAS VERURSACHT DIE SCHMERZEN?

Leiden Sie an einem schmerzhaften Schiefhals, hat Ihre »Rechenzentrale« im Gehirn anhand der verschiedenen Messdaten, die sie über unzählige Rezeptoren immer bestens informieren, welcher Druck, welche Spannung und welche Kräfte an der Halswirbelsäule wirken, schon vor einiger Zeit festgestellt, dass die Kraft auf diese und die Bandscheiben immer größer geworden ist. Daher hat es »entschieden«, dass ein bestimmtes Maß an Belastung überschritten ist und dadurch Schäden möglich wären, die der Körper nicht mehr ausgleichen bzw. selbst reparieren könnte. Also schlägt es Alarm und lässt alle Bewegungen schmerzen, die eine Gefahr für das System darstellen.

Die zwanghafte Fehlhaltung von Kopf und Hals stellt also einen Schutzmechanismus dar. Leiden Sie an einem schmerzhaften akuten Schiefhals, versucht Ihr Körper auf diese Weise, Schädigungen der Bandscheiben an der Halswirbelsäule zu vermeiden und einer weiteren Überbelastung der Muskulatur zuvorzukommen. Wollen Sie beispielsweise Ihren in Richtung linke Schulter gekippten Schiefhals nach rechts drehen, stoppen Sie diese Bewegung instinktiv, weil sie wehtut. Auf diese Weise besteht zumindest für den Moment keine Gefahr mehr.

Alarmschmerzen sind neben brennenden Überlastungsschmerzen das häufigste Schmerzphänomen beim akuten Schiefhals.

HERKÖMMLICHE BEHANDLUNGSMETHODEN

Wie bei Nackenschmerzen kommen vielen Betroffenen als Erstes schmerzstillende Medikamente und muskelentspannende Präparate in den Sinn. Um Beschwerden akut zu lindern, können Schmerzmittel auch durchaus ihren Zweck erfüllen. Auf Dauer jedoch sind sie keine adäquate Behandlungsmethode. Dasselbe gilt für muskelentspannende Medikamente, sogenannte Muskelrelaxantien (**siehe auch Seite 12 f.**).

Mit einer Ruhigstellung Ihres Schiefhalses tun Sie sich meist ebenso wenig einen Gefallen. Die Fehlstellung des Kopfes ist ja bereits eine Schonhaltung, die den Zustand der Muskeln und Faszien quasi »einfriert«. Legen Sie nun beispielsweise eine Halskrause an, fixieren Sie die Verkürzungen zusätzlich.

Bei der Therapie einer zervikalen Dystonie *(Torticollis spasticus)* sehen viele Neurologen den Einsatz von Botulinumtoxin (Botox) als Goldstandard. Die Botoxspritzen greifen in die Kommunikation zwischen Gehirn, Nerven und Muskulatur ein und sollen unwillkürliche Verkrampfungen lösen, Schmerzen reduzieren und Fehlstellungen verbessern. Auch wenn die Erfolgsrate recht hoch scheint, hat die Behandlung ihre Schattenseite: Weil die muskelentspannende Wirkung nach etwa drei Monaten nachlässt, müssen vierteljährlich weitere Injektionen folgen. Dabei wird die Dosis stufenweise erhöht.[53] Der Körper gewöhnt sich nämlich an das Botox und benötigt für die gleichen Effekte eine immer höhere Menge des Wirkstoffs.

AKUTE HILFE

Sind Sie in der Beweglichkeit des Kopfes und Halses gerade extrem eingeschränkt und sind die Schmerzen zu stark, um selbst aktiv zu werden? Dann empfehlen wir Ihnen, sich an einen nach Liebscher & Bracht zertifizierten Therapeuten in Ihrer Nähe zu wenden. Mithilfe der Osteopressur, unserer Akutmaßnahme, kann er Ihre Schmerzen im wahrsten Sinne des Wortes wegdrücken. So werden Sie schnell beweglicher und können Ihre Übungen mit einem besseren Gefühl beginnen.

DAUERHAFT SCHMERZFREI

Hinter einem Schiefhals stecken – direkt oder indirekt – immer muskulär-fasziale Fehlspannungen und diese Einseitigkeiten an der Halswirbelsäule sind meistens »antrainiert«. Sie selbst können die Spannungsgefüge, die die veränderte Position des Halses auslösen, reduzieren, indem Sie dort, wo zu stark gezogen wird, für Entspannung sorgen. Die Schmerztherapie nach Liebscher & Bracht setzt genau hier an. Denn der wirkungsvollste Hebel zur Heilung eines Schiefhalses liegt in qualitativ hochwertiger Bewegung.

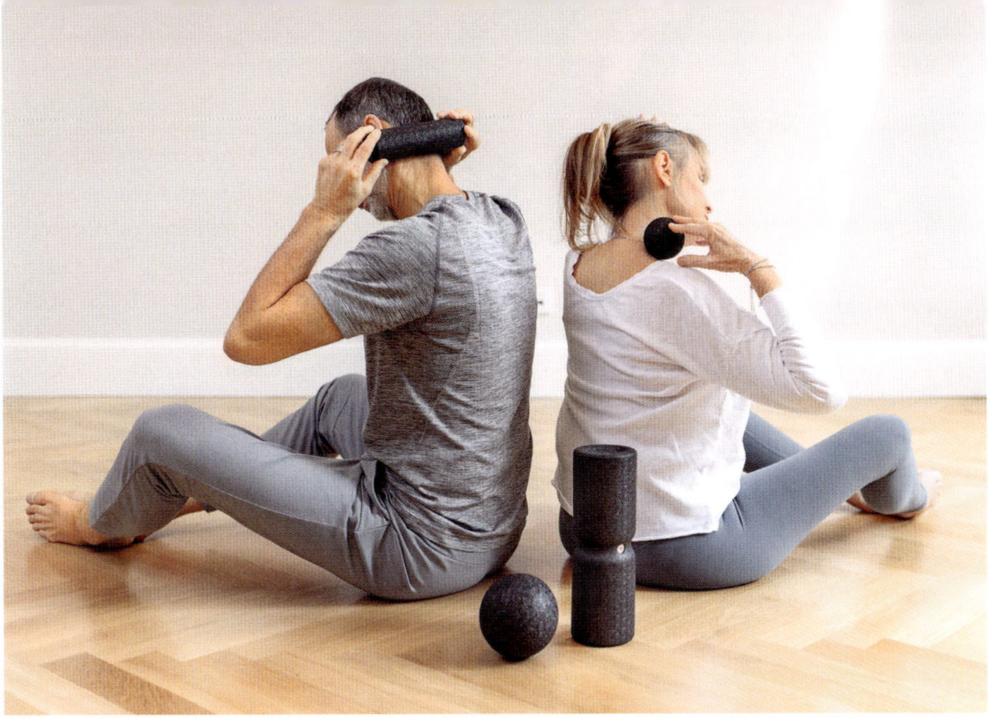

IHR WEG IN DIE SCHMERZFREIHEIT

Viele Schmerzpatienten bekommen von ihren Ärzten nach der Untersuchung – wenn überhaupt eine durchgeführt wird – im ersten Schritt Schmerzmittel verschrieben und unterschiedliche Tipps zur Lebensführung. Die einen Ärzte empfehlen, Bewegung und Sport vorübergehend zu reduzieren, die anderen raten genau zum Gegenteil oder sogar zu gezieltem Krafttraining für die Nackenmuskulatur. Hilft das nicht, werden im zweiten Schritt – neben konservativen Therapiemaßnahmen wie Physiotherapie – entzündungshemmende Medikamente und Schmerzmittel verschrieben oder gespritzt. Und schließlich, sozusagen als der Weisheit letzter Schluss, wird eine Operation durchgeführt. Bleiben die Nackenschmerzen selbst danach noch weiter bestehen, wird der Patient als nicht therapierbar klassifiziert und damit vor die Tatsache gestellt, sich für den Rest seines Lebens mit dem Schmerz abzufinden. Wir von Liebscher & Bracht können das aufgrund unserer Erfahrungen glücklicherweise völlig anders einschätzen. Mit den richtigen Übungen und begleitenden Maßnahmen wie einer entsprechenden Ernährung oder der richtigen Schlafposition hat so gut wie jeder Mensch die echte Chance auf ein schmerzfreies Leben.

DIE SCHMERZTHERAPIE NACH LIEBSCHER & BRACHT

Seit Mitte der 1980er-Jahre erforschen wir gemeinsam das Thema Schmerzen. Wir haben es geschafft, eine neue Therapie zu entwickeln, die Patienten auf natürliche Weise dauerhaft von ihren Schmerzen befreien kann. Unser Ziel war und ist es, dass möglichst alle Menschen ein schmerzfreies, gesundes Leben in voller Beweglichkeit bis ins hohe Alter führen können.

Mittlerweile dürfen wir immer mehr dazu beitragen, das Verständnis für die Schmerzen im menschlichen Körper, ihre Funktion und Aufgabe und natürlich die »Heilung« der meisten dieser Schmerzen voranzubringen. Mit unserer biologisch-natürlichen Vorgehensweise, die keinerlei negative Nebenwirkungen hat, dafür aber sehr positive, stoßen wir mehr und mehr auf offene Ohren.

Zu Beginn unserer Ausbildungstätigkeit im Herbst 2007 verhielt es sich noch völlig anders. Die Teilnehmer unserer Schmerztherapieausbildungen mussten erst einmal davon überzeugt werden, dass die Wirksamkeit tatsächlich so groß ist, wie wir behaupten. Aber es dauerte meist nur einen Tag, dann hatte ich (Roland) so viele der teilnehmenden Ärzte und Therapeuten von ihren eigenen Schmerzen befreit, dass sie gar nicht anders konnten, als die Wirkung anzuerkennen.

Ebenso verhielt es sich mit unseren Patienten. Viele kamen nur deshalb, weil sie keine andere Möglichkeit mehr sahen, ihre quälen-

WICHTIGER HINWEIS

Prinzipiell empfehlen wir allen Menschen mit starken akuten oder chronischen Schmerzen, bei heftigen Vorgeschichten wie mehrfachen Operationen oder anderen erschwerenden Umständen, sicherheitshalber einen unserer zertifizierten Therapeuten aufzusuchen. Schon nach der ersten Behandlung können Sie dann einschätzen, ob unsere Methode Ihnen helfen kann und wie Sie weitermachen möchten. Und wenn Sie nicht weiterwissen, sich die Eigenverantwortung noch nicht zutrauen, wenn Sie Fragen zu den Übungen oder den anderen Selbsthilfetechniken haben oder bei der Ausführung einfach einen Profi an Ihrer Seite wissen möchten, stehen Ihnen auch dafür unsere zahlreichen zertifizierten Therapeuten zur Verfügung (**siehe Seite 121**).

den Schmerzen loszuwerden. Doch auch sie konnten sich nicht vorstellen, wie das gehen sollte, denn oft lag eine jahrelange Odyssee hinter ihnen, auf der sie »alles« versucht hatten, um sich schließlich damit abfinden zu sollen, dass ihnen nicht zu helfen sei: »Das liegt eben bei Ihnen in der Familie.« »In Ihrem Alter ist da nichts mehr zu machen.« »Bei Ihnen ist das psychisch.« »Bevor Sie nicht 50 Kilo abgenommen haben, kann Ihnen niemand helfen …« Das waren die Aussagen, die verzweifelte Patienten zu uns trieben. Und deshalb glaubten sie auch nicht wirklich daran, dass wir ihnen helfen könnten, weil sie ja über Jahre immer nur gehört hatten, da sei nichts mehr zu machen.

Heute sieht das völlig anders aus. Wir sind mittlerweile sehr bekannt, und zwar vor allem wegen der Tatsache, dass wir die Patienten von den meisten Schmerzen relativ schnell befreien können – auch von chronischen oder solchen, die in der herkömmlichen Medizin als austherapiert gelten. Immer mehr Ärzte, Physiotherapeuten und Heilpraktiker lassen sich bei uns ausbilden, weil ihre Patienten gern mit unserer Schmerztherapie nach Liebscher & Bracht behandelt werden möchten. Inzwischen therapieren in Deutschland, Österreich und der Schweiz über 4000 von uns zertifizierte Ärzte und Therapeuten nach unserer Schmerztherapiemethode und nutzen unsere Qualitätssicherungsmaßnahmen, um die Therapie nach dem von uns aufgestellten Goldstandard durchzuführen.

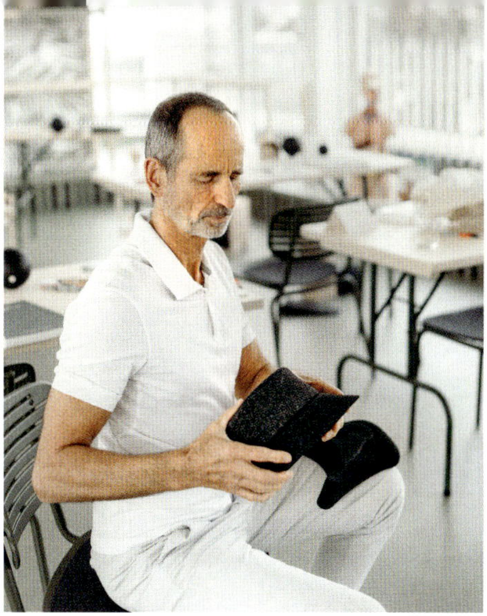

Speziell für die Therapie der beanspruchten Nackenpartie haben wir unseren Nackenretter entwickelt.

Diese Anzahl unserer Therapeuten permanent zu erweitern und die Behandlungsqualität immer weiter zu verbessern, ist unsere größte und wichtigste Aufgabe. Wir wollen, dass jeder Schmerzleidende nicht weit fahren muss, um in den Genuss unserer Therapie zu kommen, damit er so schnell wie möglich von seinen – meist völlig unnötigen – Leiden befreit werden kann.

Unsere Vision von einem schmerzfreien Leben für alle

Mit diesem Buch möchten wir allen Betroffenen die Möglichkeit geben, sich selbst von ihren Nackenschmerzen zu befreien. Jeder unserer Schmerzratgeber (**siehe Seite 122**) bringt uns der Vision, allen Menschen ein schmerzfreies Leben weitgehend selbst-

UNSERE GESCHICHTE

Medizinisch-naturheilkundliches und Maschinenbauwissen, kombiniert mit lebenslanger Bewegungserfahrung aus der Kampfkunst – das waren die Grundlagen der neuen Schmerztherapie.

1985 eröffnete ich (Roland) meine erste WingTsun-Kampfkunstschule und erlebte dort immer wieder, dass bei Kursteilnehmern Schmerzen besser wurden oder ganz verschwanden. Laut ärztlicher Diagnose – Arthrose, Bandscheibenvorfall oder Entzündungen – hätten diese Schmerzen aber eigentlich gar nicht beeinflussbar sein dürfen, vor allem nicht durch Bewegungsübungen, von denen meist abgeraten wurde. Für mich als studierten Wirtschaftsingenieur der Fachrichtung Maschinenbau, der sein Hobby Kampfkunst zum Beruf gemacht hatte, waren daher diese Schmerzlinderungen ebenso wenig erklärbar und nachvollziehbar wie für Petra als Ärztin für Allgemeinmedizin und Naturheilverfahren oder für andere Ärzte und Physiotherapeuten, die bei mir trainierten.

In den Folgejahren entwickelte ich aufgrund dieser Erfahrungen ein neues Bewegungssystem gegen Schmerzen, später ein manuelles Therapiesystem, das wir Osteopressur tauften. Uns wurde immer klarer, dass die Lehrmeinung der herkömmlichen Medizin und Physiotherapie im Bereich der Entstehung und Behandlung der meisten Schmerzen dringend reformiert werden musste, da sie offenbar grundlegende Irrtümer enthielt.

In den folgenden 20 Jahren entstand aus unseren Erkenntnissen ein völlig neues, revolutionäres Schmerzentstehungsmodell. Die daraus resultierende Therapie ist in der Lage, die meisten Schmerzen des Bewegungsapparates ohne Schmerzmittel und Operationen auf völlig natürliche Art und Weise zu beseitigen, also im besten Sinne zu heilen.

Seit 2007 bilden wir Ärzte aller Fachrichtungen, Physiotherapeuten, Heilpraktiker, Osteopathen und andere Therapeuten in unserer Schmerztherapie nach Liebscher & Bracht aus und verbreiten unser Wissen und Können in Vorträgen, Büchern, Fernsehen, Radio, Zeitungen, Übungs- und Erklärvideos auf YouTube und durch Aktivitäten in vielen sozialen Netzwerken.

Unser Ziel ist, allen Menschen ein schmerzfreies selbstbestimmtes Leben zu ermöglichen. Besonderen Wert legen wir darauf, dass die Schmerzleidenden lernen, sich mit unseren Übungen, der Faszien-Rollmassage und der Light-Osteopressur selbst zu behandeln und zu helfen.

bestimmt zu ermöglichen, wieder ein Stück weit näher.
Nach der Lektüre wissen Sie, wie die meisten Schmerzen im Bereich des Nackens zustande kommen, wie Sie der Entstehung vorbeugen und sie damit verhindern können, was Sie tun müssen, wenn Schmerzen auftreten, und wie Sie dafür sorgen können, dass Sie dauerhaft davon verschont bleiben. Mithilfe von theoretischem Wissen, ausgefeilten Übungstechniken und praktischen Hilfsmitteln können Sie wieder freier werden und eigenverantwortlich zu Ihrer lebenslangen Schmerzfreiheit und Gesundheit beitragen.
Neben einfachen Körperübungen lernen Sie die Faszien-Rollmassage und die Light-Osteopressur kennen. Dazu haben wir Hilfsmittel für die Eigentherapie entwickelt: das Faszien-Rollmassage-Set, eine Übungsschlaufe, das Drücker-Set, eine Schmerzfrei-Nährstoffkombi und unseren Nackenretter. Auf unserer Website www.liebscher-bracht.com finden Sie viele weitere Infos. Besuchen Sie auch unbedingt unseren YouTube-Kanal mit über 1000 motivierenden Übungsvideos zum »Dranbleiben« (**siehe Seite 123**).

SO FUNKTIONIERT UNSERE THERAPIE

Die Schmerztherapie nach Liebscher & Bracht ruht auf zwei bewährten Säulen: auf der Behandlung durch zertifizierte Therapeuten und auf der konsequenten Selbstbehandlung.

Osteopressur: spontaner »Reset« des Schmerzgedächtnisses

Weil es so entscheidend ist, die Überspannung der Muskeln und Faszien abzubauen, haben wir die Osteopressur entwickelt. Sie nutzt im Körper fest installierte Schaltstellen, sogenannte interstitielle Rezeptoren. Diese befinden sich in der Knochenhaut und registrieren die Bedrohung der Halswirbelsäule durch den Druck, der von den überspannten Muskeln und Faszien ausgeht. Sie leiten diese Information an das Gehirn weiter, das daraufhin Alarmschmerzen genau in die Körperposition oder -bewegung projiziert, die zur Schädigung der Halswirbelsäule und des Nackenbereichs führen würde (**siehe Seite 26 f.**).
Bei der Osteopressur nutzen Liebscher & Bracht-Therapeuten die Rezeptoren in der Knochenhaut und ihren direkten Zugang zum Gehirn, wo der Schmerz entsteht. Die Ansteuerungsprogramme im Gehirn, die für die übermäßige Spannung der Muskeln sorgen, werden durch gezieltes Drücken der Rezeptorstellen sozusagen »auf die Werkseinstellungen zurückgesetzt«. Man kann vereinfacht sagen, dass bei diesem Reset das Schmerzgedächtnis gelöscht wird.
Der Körper reagiert auf diesen »Knopfdruck« sofort: Die zu hohen Spannungen lassen deutlich nach, bis sie das vom Körper empfundene Normalniveau erreicht haben. Je nachdem, wie stark der Verschleiß fortgeschritten ist, kann der Körper langfristig auch Schäden am Knorpel regenerieren –

das braucht natürlich je nach Intensität der Schädigung mehr Zeit. Aber der Schmerz ist auf jeden Fall schon einmal überwunden.

Die Übungen: langfristige Selbsthilfe

Wer unter Nackenschmerzen leidet, neigt schnell dazu, sich zu schonen. Doch Schonung ist genau der falsche Weg, um seine Beschwerden zu lindern. Umso wichtiger ist es, dass Sie in Bewegung bleiben. Deshalb finden Sie in diesem Buch Übungen, die Sie schnell und einfach zu Hause ausführen können. Selbst wenn Sie Red-Flag-Symptome haben **(siehe Seite 11)**, können Sie nach Absprache mit Ihrem Arzt, der bestenfalls auch in unserer Therapie ausgebildet ist, und entsprechenden Untersuchungen sofort anfangen und Ihre Nackenschmerzen ganz natürlich selbst behandeln.

Durch unsere speziell entwickelten Faszien-Rollmassagen, die Light-Osteopressur und die Dehn-Kräftigungs-Übungen können Sie die muskulär-fasziale Spannung selbst senken und langfristig auf einem normalen Niveau halten. Es ist dafür jedoch absolut notwendig, dass Sie diese Übungen regelmäßig und konsequent durchführen. Denn nur so bleiben Ihre Muskeln und Faszien permanent nachgiebig und die Spannungen im Normalbereich. Das ist der einzige Weg, um sich dauerhaft auf natürliche biologische Weise von Nackenschmerzen befreien zu können.

Kein Therapeut dieser Welt kann Ihnen diese Arbeit abnehmen. Sie müssen beharrlich jeden Tag diejenigen Bewegungswinkel, die im Alltag nicht vorkommen, durch unsere Übungen ausgleichen. Und das dauerhaft! In dem Moment, in dem Sie die Übungen nicht mehr machen, werden die Spannungen aufgrund der Alltagseinflüsse leider mehr oder weniger schnell wieder zunehmen und sich die Nackenschmerzen langsam wieder aufbauen.

HILFE ZUR SELBSTHILFE

Unsere Schmerztherapie ist speziell darauf ausgerichtet, Überspannungen abzubauen und Ihnen wieder ein schmerzfreies Leben zu ermöglich. Im Praxisteil dieses Buches **(ab Seite 61)** zeigen wir Ihnen ausführlich, wie Sie Ihre Nackenschmerzen dauerhaft loswerden können: mit einfachen Körperübungen, Faszien-Rollmassage und Light-Osteopressur (der Laienvariante der Osteopressur zur Selbstbehandlung).

Uns geht es darum, Ihnen Hilfe zur Selbsthilfe anzubieten, weil letztlich nur Sie selbst Ihre Nackenschmerzen beseitigen können. Wir können Ihnen Tipps geben, aber Ihr Körper strukturiert sich nur dauerhaft um, wenn Sie auch dauerhaft unsere Übungen und die anderen Selbsthilfemaßnahmen absolvieren. Bleiben Sie also unbedingt am Ball. Wir versprechen Ihnen: Es lohnt sich!

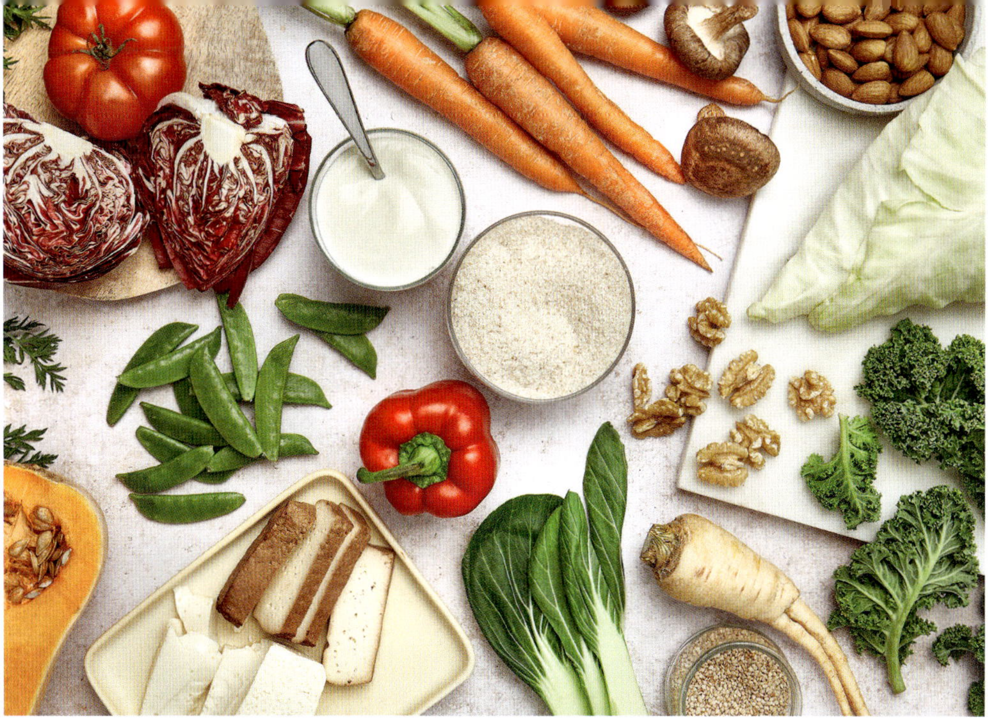

DIE RICHTIGE ERNÄHRUNG GEGEN SCHMERZEN

Es gibt heute viele unterschiedliche Ernährungsempfehlungen, die sich noch dazu oft widersprechen. Vielleicht können Sie sich daher erst einmal nicht vorstellen, dass Sie mit der richtigen Ernährung tatsächlich auf lange Sicht schmerzfrei bleiben können. Doch es stimmt: Es gibt aus unserer Sicht ganz klare Empfehlungen, was Sie essen sollten, um Ihrer Gesundheit und der Schmerzfreiheit Ihres Nackens Gutes zu tun. Das Schöne daran: Was Ihrem Nacken hilft, das tut auch Ihrer Gesundheit allgemein gut. Warum?

Alle Körpergewebe und Zellen müssen mit Nährstoffen versorgt werden, auch unser Nacken. Was wir essen, bestimmt nämlich maßgeblich auch die Beschaffenheit unseres Gewebes. Nahrungsmittel, die die Spannung der Muskulatur und des faszialen Netzes erhöhen, weil sie das Gewebe übersäuern oder zusätzlich Entzündungen im Körper anfeuern, können den Schmerz noch verstärken. Hingegen können die richtigen Nährstoffe sehr viel dazu beitragen, dass sich die malträtierten Muskeln wieder entspannen und die Faszien elastisch bleiben. Sogar Knorpelgewebe kann sich entgegen der landläufigen Meinung wieder regenerieren.

WAS ESSEN MIT UNSEREM NACKEN ZU TUN HAT

Ihr Körper bemerkt, wenn etwas Ihrer Gesundheit schadet. Er geht dann in die genetisch fest installierte »Kampf-oder-Flucht-Reaktion« und spannt sich an. Das vergrößert den Schmerz im Nackenbereich, dessen Muskulatur ja ohnehin schon extrem verspannt ist. Was dem Körper dagegen guttut, das entspannt ihn und mindert, weil auch die Muskeln loslassen können, Nackenschmerzen. Auf einer anderen Ebene trägt eine ungeeignete Ernährung zur Übersäuerung des Körpergewebes bei – und das mögen die Faszien gar nicht. Denn diese Säureüberschüsse vertreiben das Wasser aus den Faszien, weil sie ihre Wasserbindungsfähigkeit verlieren. Die Faszien trocknen aus und werden spröde, brüchig und unflexibel. Auch das verstärkt natürlich Ihre Nackenschmerzen, weil bestimmte Stränge immer mehr verkürzen und dadurch der Druck auf die Bandscheiben der Halswirbelsäule immer größer wird.

Vorsicht vor Übersäuerung ...

Neben den vielen industriellen Fertigprodukten mit ihren zahlreichen Farb-, Konservierungs- und sonstigen Zusatzstoffen sind vor allem Fleisch und Wurstwaren, Fisch, Eier sowie Milch und Milchprodukte kritisch, denn sie unterstützen massiv die Spannungserhöhung im Gewebe. Insbesondere ein hoher Fleischkonsum übersäuert den Körper massiv, vor allem, wenn noch dazu verhältnismäßig wenig antioxidatives basisches Gemüse konsumiert wird. Tierisches Eiweiß enthält mehr schwefelhaltige Aminosäuren als pflanzliches und diese begünstigen eine Übersäuerung in den Geweben unseres Körpers. Das Bindegewebe im Zwischenzellraum kann dann immer schlechter Wasser binden, was dazu führt, dass die Zellen schlechter mit Nährstoffen versorgt werden und die Entsorgung der Abfallstoffe nicht mehr richtig funktioniert. Zusätzlich wird infolge der vermehrten Aufnahme von tierischem Eiweiß überdurchschnittlich viel Kalzium, Kalium und Magnesium verbraucht und ausgeschieden. Dabei sind gerade diese Mineralstoffe wichtige basische Elektrolyte und haben großen Ein-

SÄUREBILDENDE LEBENSMITTEL

Fleisch, Wurstwaren, Fisch, Eier, Milch und Milchprodukte, Zucker, Weißmehlprodukte, Süßigkeiten, Softdrinks und Alkohol.

fluss auf unsere Stoffwechselfunktion. Verschärfend kommt hinzu, dass die Säuren bei einem bestimmten Grad an Übersäuerung kristallisieren, um die Zwischenzellflüssigkeit möglichst basisch zu halten.
Auch Milch und Milchprodukte wie Joghurt, Quark oder Käse verursachen eine »Übereiweißung« des Körpers und irritieren damit den Kalziumhaushalt. Der in der Milch enthaltene Milchzucker (Laktose) führt darüber hinaus ebenfalls zu Entzündungen und oxidativem Stress im Organismus.
Wenn Sie Schmerzen haben – egal ob im Nackenbereich oder sonst wo –, sollten Sie daher möglichst wenig oder gar keine tierischen Eiweiße essen. Das wirkt entspannend auf den ganzen Körper und unterstützt die Wirkung der schmerzlösenden Übungen, die wir Ihnen im Praxisteil ab **Seite 62** vorstellen. Keine Sorge: Sie können Ihren Eiweißbedarf hervorragend über pflanzliche Kost decken.Vor allem Hülsenfrüchte sowie Sojaprodukte wie Tofu sind hier sehr zu empfehlen.
Bei den Kohlenhydraten sind es Zucker, zuallererst der weiße Industriezucker, und Weißmehlprodukte, die den Stoffwechsel massiv belasten. Sie lassen die Faszien regelrecht karamellisieren, so wie den Zucker in der heißen Pfanne, und machen sie damit unnachgiebig und spröde. Und: Wo jedes dieser Nahrungsmittel für sich schon schlimm ist, wird der Körper um ein Vielfaches belastet, wenn man all das gleichzeitig in einer Mahlzeit isst – was heutzutage ja völlig normal ist.

... und Plaques

Falsche Ernährung begünstigt zudem, dass sich Blutfette an den Innenwänden der Arterien ablagern können und sich sogenannte Plaques bilden. Mit der Zeit werden diese Plaques größer und lassen dadurch die Gefäße immer enger und unelastischer werden. Wenn die Plaques platzen und sich lösen, können Blutgerinnsel entstehen, die die ohnehin schon verengten Gefäße weiter verstopfen oder sogar ganz verschließen.
Was das mit Ihren Nackenschmerzen zu tun hat? Durch die Spannungserhöhung der Muskeln rund um die Halswirbelsäule »schwillt« die sogenannte Skalenuslücke an, eine dreieckige Passage zwischen den Halsmuskeln, durch die viele Nerven und Blutgefäße verlaufen. Dadurch werden die Gefäße in diesem Bereich durch die spannungserhöhten Muskeln gewissermaßen zusammengedrückt und ihr Querschnitt verkleinert sich. Dies wiederum begünstigt zusätzlich zu den ohnehin schon zahlreichen Gefäßgabelungen in der Halsregion, dass sich im Blut mitgetragene Teilchen ablagern. Wenn sie sich irgendwann lösen, kann das einen Hirnschlag auslösen.

WENIGER IST MEHR

Aber wie genau muss eine Ernährung aussehen, die Ihre Nackenschmerzen lindert und die Regeneration unterstützt?
Es ist eigentlich ganz einfach: Ihre tägliche Nahrung sollte einen möglichst hohen Anteil

an Pflanzen und einen möglichst minimalen Anteil an tierischen Produkten enthalten. Sie sollte dabei abwechslungsreich und vollwertig sein, den Körper nicht übersäuern und den chronischen Entzündungen, die vielleicht den Organismus belasten, Einhalt gebieten. Auch deswegen ist ein möglichst hoher pflanzlicher Anteil beim Essen so wichtig – so, wie wir es auch auf **Seite 57** empfehlen. Dort finden Sie eine Liste der Top-Ten-Lebensmittel für ein schmerzfreies Leben.

Schritt für Schritt zu mehr Gesundheit

Wenn Sie noch zu den Fleischverfechtern gehören, dann machen Sie einfach um Ihrer selbst willen kleine Schritte in diese hier von uns vorgeschlagene Richtung. Reduzieren Sie tierische Nahrung, soweit Sie dies können. Allerdings sollten schon bei gesunden Menschen nicht mehr als maximal fünf Prozent des täglichen Eiweißbedarfs aus tierischen Quellen stammen. Aber egal, auf welchem Level Sie aktuell sind: Jede Minderung wird dazu beitragen, dass Sie sich besser fühlen. Jeder Schritt in diese Richtung bringt Sie näher in Richtung Schmerzfreiheit und macht Schluss mit dem lästigen Brettnacken. Reduzieren Sie außerdem Alkohol, Softgetränke, Zigaretten und Schlimmeres – dann sind Sie auf dem richtigen Weg. Je mehr Sie von all dem weglassen, desto mehr trägt Ihre Ernährung zu Ihrer Schmerzfreiheit und Gesundheit bei.

Probieren Sie es einfach aus!

Bringen Sie die Lebensmittel aus der Liste der »Top Ten« in Ihrem täglichen Speiseplan unter. Hochwertige Pflanzenkost enthält alles, um den Bedarf an Nähr- und Vitalstoffen zu decken. Auch das oft angeführte Eiweiß ist in hochwertiger Form ausreichend enthalten, selbst für Kraftsportler und andere leistungsstarke Athleten. Nur Vitamin B_{12}, das in früheren Zeiten über Erdreste an den Pflanzen aufgenommen wurde, sollte heute hochwertig ergänzt werden.
Wir sollten uns diese »neue« Art der Ernährung unbedingt »leisten«, möglichst auch aus kontrolliert biologischem Anbau, denn die Fakten sprechen eindeutig für sich. Sie

SCHON GEWUSST?

Fehlt es Ihrem Körper an Magnesium, kann dies zu Verspannungen der Muskulatur führen. Ein Erwachsener sollte 300–400 Milligramm Magnesium pro Tag zu sich nehmen. Das entspricht einer Menge, wie sie beispielsweise in 200 Gramm Vollkornbrot enthalten ist. Doch Achtung, auch zu viel Magnesium schadet dem Körper, weil es zu Durchfall oder Muskelschwäche führt. Sie sehen: Auf die Dosis kommt es an. Die richtige Dosierung an Vitalstoffen finden Sie in unseren speziell entwickelten Nahrungsergänzungsmitteln.

TOP TEN: DIE BESTEN LEBENSMITTEL FÜR EIN SCHMERZFREIERES LEBEN

1 Vollkorngetreide – gerne auch Pseudogetreide wie Quinoa, Buchweizen, Hirse, Amarant – enthalten gesunde vollwertige Kohlenhydrate sowie eine gute Portion Eiweiß.

2 Hülsenfrüchte wie Bohnen, Linsen, Erbsen, Kichererbsen, Sojabohnen sind die besten Eiweißlieferanten.

3 Obst, reif geerntet, vorzugsweise aus der Region und saisonal, versorgt Sie mit wertvollen Mikronährstoffen. Beeren in allen Variationen sind die Asse unter den Früchten.

4 Sämtliche Kohlsorten und auch Meerrettich und Radieschen gehören alle zu den Kreuzblütlern, die es Krankheiten sehr schwer machen, sich zu etablieren.

5 Über andere Gemüsearten – auch grünes Blattgemüse wie Spinat und Mangold, Kürbis, Tomaten, Süßkartoffeln, Zucchini, Zwiebeln und Pilze, um nur einige zu nennen – freut sich unter anderem Ihre Darmflora und Ihr Immunsystem lässt Sie nicht mehr im Stich.

6 Nüsse sind ein Muss, ob Mandeln, Walnüsse, Paranüsse, Macadamianüsse oder andere. Eine gemischte Handvoll davon ist ein traumhafter Sattmacher, der reichlich gesunde Eiweiße und Fette liefert.

7 Viele Samen enthalten einen hohen Anteil an Omega-3-Fettsäuren, die chronische Entzündungen abklingen lassen. Der Leinsamen steht hier an erster Stelle, aber Chia- und Hanfsamen versorgen Sie ebenfalls mit den wertvollen Fettsäuren.

8 Wildkräuter, egal ob Brennnessel, Löwenzahn oder Giersch, enthalten generell ein Vielfaches an gesunden Stoffen im Vergleich zu gezüchteten Kräutern.

9 Doch auch Küchenkräuter sind empfehlenswert – gerne alles, was im Garten wächst, so viel und so frisch wie möglich. Sie stärken nicht nur Ihr Immunsystem und Ihre Verdauung, sondern wirken der Übersäuerung der Muskulatur bestens entgegen.

10 Alle Gewürze – von Anis über Koriandersamen bis zu Zitronengras – stecken voller heilkräftiger Substanzen. Besonders wirksam gegen Entzündungen ist Kurkuma: täglich 1 Teelöffel davon und zusätzlich eine Prise schwarzer Pfeffer, der die Heilwirkung des Inhaltsstoffs Curcumin um ein Vielfaches verstärkt. Davon profitiert Ihr Nacken genauso wie der gesamte Körper.

Plus: Trinken ist wichtig, egal ob Quellwasser, grüner Tee, Matchatee, sogar etwas Kaffee (Bioqualität, mit Wasserdampf entkoffeiniert). Nur genug muss es insgesamt sein: etwa zwei bis drei Liter pro Tag. Allerdings nicht auf einmal, sondern am besten über den Tag verteilt auf zehn Gläser oder Tassen à 200 Milliliter.

zeigen, dass pflanzenbasierte Kost Schmerzen und Krankheiten vertreibt, die Gesundheit fördert und das Leben verlängert.
Sie brauchen kein 100-prozentiger Veganer zu werden. Wir selbst sind seit fast 30 Jahren zu 95 Prozent Veganer und haben nur zwischendurch mal etwa vier Jahre lang Fisch gegessen, weil wir zu dieser Zeit direkt am Meer wohnten und morgens auf dem Markt frisch gefangenen Fisch bekamen. Als wir merkten, dass wir uns ohne besser gefühlt haben, ließen wir das Fischessen aber wieder bleiben. Und wenn Sie fragen, was die fünf Prozent Ausnahmen sind: ab und zu mal ein Stück Käse, diesen aber seit einiger Zeit immer weniger, weil die veganen Alternativen immer besser werden.

Unser Tipp: Intervallfasten

Intervallfasten bedeutet, dass Sie Ihre Mahlzeiten innerhalb weniger Stunden zu sich nehmen und die restliche Zeit auf Nahrung verzichten. Damit imitieren Sie die Lebensbedingungen, die unsere Vorfahren im Lauf der Evolution geprägt haben, und setzen genau die Reize, die Ihr Körper für ein langes und gesundes Leben benötigt.
Das Prinzip des Intervallfastens ist ganz einfach: Sie essen jeden Tag nur in einem Zeitfenster von acht Stunden. In dieser Zeit sind zwei bis drei ganz normale, am besten vegane Mahlzeiten erlaubt. Die darauffolgenden 16 Stunden verzichten Sie dann aufs Essen. Die idealen Essenszeiten liegen zwischen 12 Uhr mittags und 20 Uhr abends. Diese Zeitspanne hat sich auch im Alltag gut bewährt, weil sie vielen Menschen am leichtesten fällt. Kein Wunder, schließlich liegt dadurch ein großer Teil der Fastenphase in der Nacht, in der wir sowieso nicht essen, sondern schlafen. Wenn Sie also beispielsweise abends um 19 Uhr die letzte Mahlzeit zu sich nehmen und anschließend bis zum nächsten Vormittag um 11 Uhr aufs Essen verzichten, haben Sie es schon geschafft.
Was das bringt? In den essenfreien Stunden kümmern sich Enzyme darum, Altlasten im Organismus zu entsorgen oder zu recyceln, indem sie aus altem Mikroabfall, beschädigten Zellbestandteilen und verbrauchten Eiweißmolekülen neues Baumaterial herstellen. Dies gelingt nur während der »künstlichen« Hungerperiode.
Die Wirkung des Intervallfastens ist beinahe unglaublich: Entzündungen werden gestoppt, weil die dafür verantwortlichen Stoffwechselentgleisungen beseitigt oder Strukturen repariert werden. Schmerzen lassen nach und verschwinden schließlich zur Gänze. Das geschieht umso schneller, je gesünder Sie sich in der Nicht-Fasten-Phase ernähren. Gesunde hochwertige pflanzliche Lebensmittel können den Heilungsprozess sehr effektiv unterstützen. Somit steht Ihrem körpereigenen Heilungs- und Gesundheitstrupp nichts mehr entgegen. Ihre Muskeln und Faszien erhalten alle nötigen Stoffe, um entspannt und geschmeidig zu bleiben, und Ihr Nacken kann regenerieren.

DESHALB EMPFEHLEN WIR HOCHWERTIGE NAHRUNGSERGÄNZUNGSMITTEL

Wenn Sie sich für das Thema Nahrungsergänzungsmittel interessieren, finden Sie ausführliche Informationen unter shop.liebscher-bracht.com.

Aus Erfahrung wissen wir, dass sich viele Menschen heutzutage nicht optimal ernähren. Die »gutbürgerliche Küche« (häufig Fleisch, Fisch, Wurst, Eier, Milch, Käse, Quark, zu viel Industrienahrung, zu viel Zucker und zuckerhaltige Softdrinks, Süßigkeiten und so weiter) trägt zur Übersäuerung, Spannungserhöhung der Muskeln, Verdrängung des Wassers aus den Faszien und damit zur Versteifung der Faszien bei. Hinzu kommen der allgegenwärtige Stress und negative Umwelteinflüsse wie Elektrosmog (der vor allem am Schlafplatz vermieden werden sollte!), die die Anspannung weiter erhöhen.
Um all dies ausgleichen zu können, benötigt unser Körper viel mehr gesunde Mikronährstoffe als sonst.

DIE NATUR UNTERSTÜTZEN

Je geringer der Anteil an tierischen Produkten, Zucker und anderen belastenden Stoffen in der Ernährung ist, desto weniger muss Ihr Körper ausgleichen. Auch Lebensmittel aus kontrolliert biologischem Anbau tragen zum Ausgleich bei. Wenn Sie diesen Prozess effektiv unterstützen wollen, sind Nahrungsergänzungsmittel die beste Möglichkeit.
Gerade wenn Ihre Ernährung bislang eher aus biologisch ungeeigneten Lebensmitteln (wie zum Beispiel Fertigprodukten) bestand, ist die zusätzliche Einnahme hochwertiger Nahrungsergänzung wichtig. Dasselbe gilt, wenn Sie rauchen oder Alkohol trinken. Ich selbst (Petra) unterstütze meine Nährstoffversorgung neben einer gesunden Ernährung mit eigens entwickelten Nahrungsergänzungsmitteln. Für die optimale Nährstoffkombination nutze ich die Synergien von drei sich ergänzenden Rezepturen, die ich im Laufe der letzten 25 Jahre immer weiter optimiert habe: Die erste Rezeptur trägt dazu bei, Übersäuerungen auszugleichen. Die zweite sorgt dafür, dass sich die Speicher wieder mit Nährstoffen füllen, die bei den meisten meiner Patienten laut Blutuntersuchungen ungenügend sind. Die dritte schließlich ergänzt speziell die Nährstoffe, die der Körper benötigt, um das Bindegewebe der Gelenke, der Wirbelsäule sowie der Muskeln und Faszien zu regenerieren.

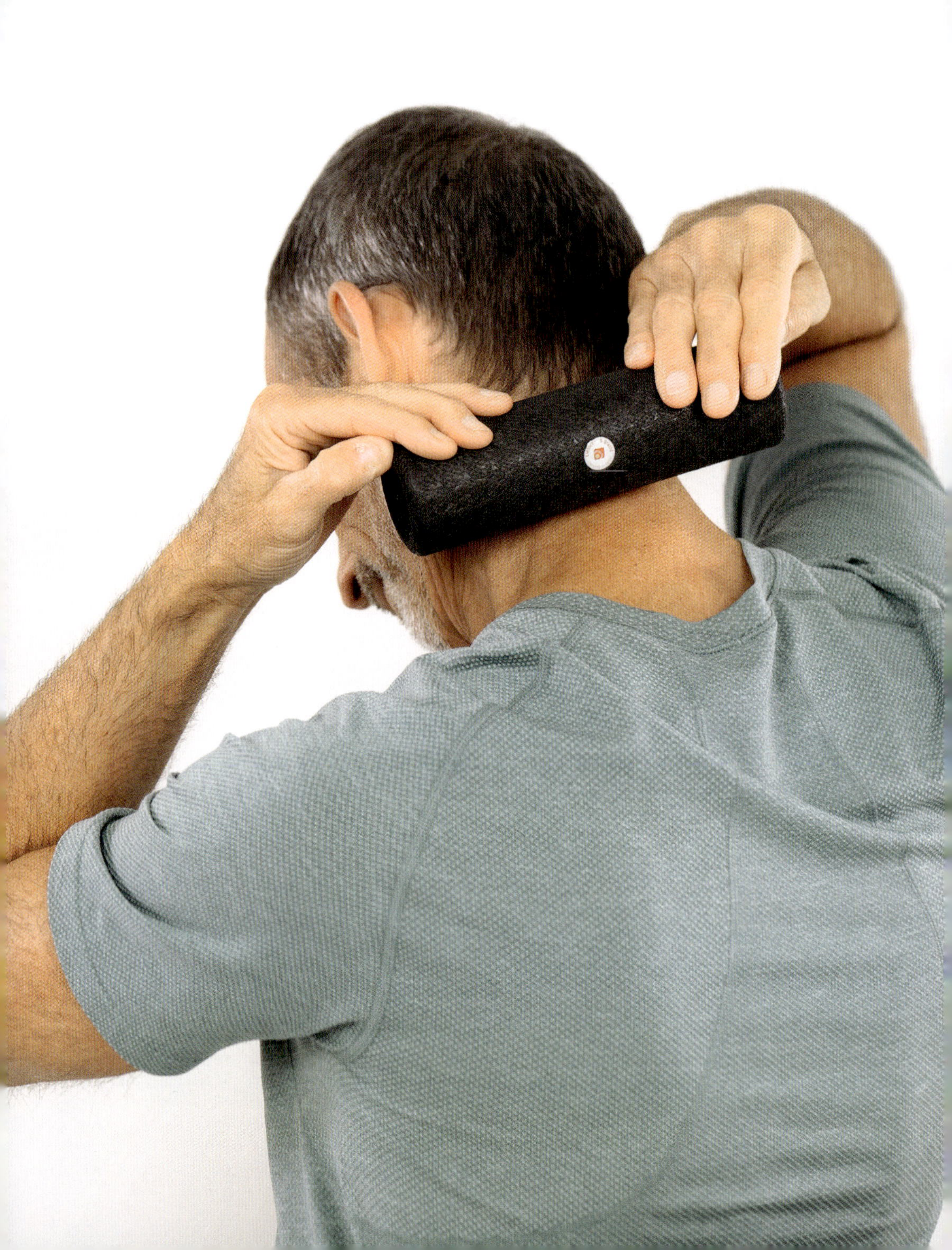

SO BEHANDELN SIE IHREN NACKEN SELBST

Auch wenn Sie noch skeptisch sind: Einfach ausprobieren! Sie können nichts verlieren, aber unendlich viel gewinnen – die Erfahrung, sich selbst helfen zu können und die Nackenprobleme endlich los zu sein. Ihr Leben wird freier und selbstbestimmter. Ihr Nacken macht Ihnen keine Sorgen mehr.

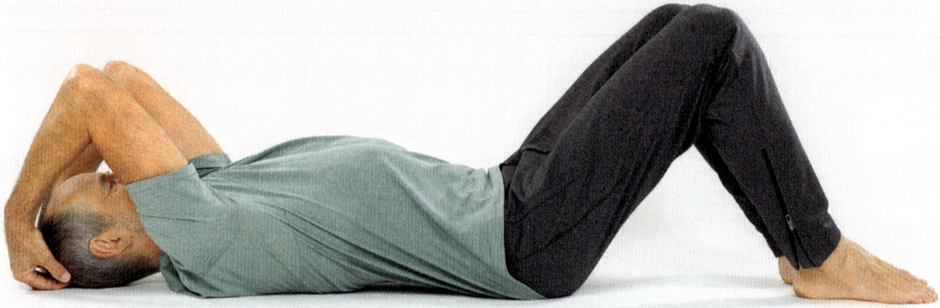

TIPPS FÜR DIE ÜBUNGSPRAXIS

Nachdem wir Ihnen im Theorieteil unsere Einschätzung zum Thema Nacken vermittelt haben, möchten wir Sie nun praktisch darin anleiten, Ihre Probleme in diesem Bereich selbst zu beseitigen. Vorab etwas Generelles zur Vorgehensweise: Sie können bei Nackenschmerzen aller Art – völlig unabhängig von Ihrer Vorgeschichte – direkt mit den Dehn- und Kräftigungsübungen, der Faszien-Rollmassage oder auch der Light-Osteopressur beginnen. Letztlich werden Sie sich auf Dauer nur dann von Ihren Nackenschmerzen befreien können, wenn Sie eine der Selbsthilfemaßnahmen – noch besser zwei, am besten natürlich alle drei in Kombination – auf Dauer durchführen. Suchen Sie sich dafür zunächst diejenigen Übungen aus, die Ihnen am meisten zusagen.

Zweifeln Sie stark daran, sich selbst helfen zu können, weil Sie schon seit langer Zeit unter sogenannten chronischen Nackenschmerzen leiden, einem Bandscheibenvorfall oder andere Schädigungen der Halswirbelsäule bei Ihnen diagnostiziert wurden oder Sie sogar schon operiert wurden? Dann empfehlen wir Ihnen, zunächst einen der von uns zertifizierten Ärzte, Heilpraktiker oder Therapeuten aufzusuchen. Dort wird man bei Ihnen die Osteopressur anwenden, die Profivariante der in diesem Buch gelehrten Light-Osteopressur. Schon nach einer Behandlung wissen Sie Bescheid und haben Sicherheit. Dann können Sie entscheiden, ob Sie noch weiter betreut und langsam in Ihre Eigentherapie eingeführt werden wollen oder ob Sie gleich versuchen, mit den Übungen und Techniken, selbst klarzukommen.

HELFEN SIE SICH SELBST

Die Übungen, die wir Ihnen in diesem Buch zeigen, sind die wirksamste und grundlegendste Eigentherapie. Denn sie sind der direkte Ausgleich für die im modernen Alltag viel zu wenig genutzten Gelenkwinkel, die Ihre Nackenschmerzen sowie die Schädigungen in diesem Bereich, die vielleicht schon vorliegen, verursacht haben. Die Übungen wirken aber auch bei Schädigungen durch Unfälle. Wählen Sie aus den hier dargestellten Übungen einfach die Varianten aus, mit denen Sie am besten klarkommen.

Zum leichteren und effizienteren Üben empfehlen wir Ihnen einige der von uns speziell entwickelten Hilfsmittel für die Light-Osteopressur, die Dehnübungen und die Faszien-Rollmassage. Alternativ können Sie auch erst einmal Alltagsgegenstände aus dem Haushalt benutzen. Auf **Seite 70 f.** beschreiben wir Ihnen das ganz genau.

DAS MACHT DAS ÜBEN SICHER

Die von uns entwickelten Selbsthilfetechniken entfalten meist eine sehr große Wirksamkeit. Doch für bestmögliche Ergebnisse ist eine hohe Intensität bei der Durchführung notwendig und daher ist es wichtig, den Fokus auf maximale Sicherheit zu legen. Bei allen drei Selbsthilfetechniken ist die Voraussetzung dafür, dass der Körper als ideales Messinstrument in jedem Moment der Selbsttherapie befragt und beachtet wird. Es gibt – neben der Genauigkeit der Ausführung – zwei entscheidende Faktoren, die genau beobachtet und eingehalten werden müssen.

Die Intensitätsskala

Der erste Faktor ist der Schmerz, der beim Üben ausgelöst wird. Ob bei den Dehnkräftigungen, beim Rollen oder beim Drücken: Er darf eine bestimmte Intensität nicht übersteigen, soll aber gleichzeitig möglichst dicht an diese Grenze heran.
Warum ist das so wichtig? Weil die richtige Intensität bei der Durchführung der Osteo-

pressur, der Engpassdehnungen und der Faszien-Rollmassage für die höchstmögliche Wirksamkeit beim Üben oder beim Sichselbst-Drücken sorgt.

Wenn Sie üben und immer fester drücken und rollen oder bei den Übungen immer mehr in die Dehnung hineingehen, werden Sie folgende Empfindungen erleben:

- Zu Beginn merken Sie nur sehr wenig Druck oder Spannung. Beide werden jedoch immer deutlicher, wenn Sie sie steigern.
- Irgendwann schlägt beides in leicht schmerzhaftes Empfinden um.
- Dieses steigert sich, bis Sie einen deutlich wahrnehmbaren Schmerz spüren, den man aber gerne aushält, weil man weiß, dass er einem positiven Zweck dient: der Freiheit von quälenden, negativ besetzten Nackenschmerzen.
- Dann können Sie Druck bzw. Spannung noch einmal ein kleines bisschen steigern, wobei der Schmerz immer noch positiv zu ertragen sein soll. Das heißt, man kann ihn »loslassen« und entspannt atmen, obwohl es sehr deutlich schmerzt. In diesem Intensitätsbereich reagiert der Körper viel deutlicher in Form der von uns beabsichtigten Anpassung.
- Steigern Sie jetzt noch mehr, kippt das Loslassenkönnen. Sie fangen stattdessen an, »gegenzuspannen« – mental über ein »Ich muss das jetzt ertragen«, körperlich, indem Sie unwillkürlich Ihre Hände zu Fäusten ballen, die Zähne zusammenbeißen oder Ähnliches. Gehen Sie auch darüber hinaus, lässt sich der Schmerz immer weniger aushalten und irgendwann müssen Sie vor Qual abbrechen. All diese Effekte nach dem beginnenden Gegenspannen sind kontraproduktiv, denn sie kreieren immer größere neue Anspannungsprogramme im Gehirn. Dabei soll die Therapie doch genau diese unbedingt mindern oder bestenfalls sogar löschen. Aus diesen Überlegungen resultiert die Anforderung, bei den Übungen und der Light-Osteopressur den erzeugten Schmerz immer möglichst dicht unter dieser Grenze zu halten.

SPEZIALFALL FASZIEN-ROLLMASSAGE

Die Faszien-Rollmassage nimmt eine Sonderstellung ein. Denn der dabei ausgelöste Schmerz muss zwar ebenfalls unter der eben beschriebenen Grenze bleiben, allerdings kommt man manchmal gar nicht dicht an diese heran, einfach weil die Empfindlichkeit der Gewebe nicht so hoch ist. Aber das ist auch gar nicht immer nötig, denn die Rollwirkung beginnt sich auch schon bei geringerer Intensität zu entfalten.

Bewusst und langsam üben

Die zweite Sicherheitsgarantie ist das möglichst bewusste und langsame Üben, das bewusste und langsame Rollen und das bewusste und langsame Drücken. Der Körper kann nämlich nur bei Bewegungen und Be-

lastungen überbeansprucht werden, die so schnell sind, dass sein Alarmsystem – die warnenden Schmerzen – sie nicht mehr rechtzeitig stoppen kann.
Knochenbrüche, Sehneneinrisse, Kapsel- und Bandscheibenverletzungen, Muskelfaserrisse und so weiter können ohne äußere Einflüsse immer nur in schnellen Bewegungen, bei einem Sturz, im Abrutschen oder mit Schwung passieren. Bei langsam und bewusst ausgeführten Bewegungen, die genau nach unseren Anleitungen ausgeführt werden, sind Schädigungen so gut wie unmöglich. Sie müssen daher nicht befürchten, dass sich die Beschwerden durch das Üben verschlechtern.

SICH SELBST SICHER UND EFFIZIENT BEHANDELN

Führen Sie alle Techniken und Übungen bitte genau so aus, wie sie beschrieben sind. Üben Sie langsam und bewusst und nur, wenn Sie sich wach und geistig klar fühlen. Achten Sie darauf, nicht in die zu hohe Intensität zu geraten. Neben dem ausgelösten Dehnungs- oder Druckschmerz kann auch ein Unwohlsein körperlicher oder geistiger Art aufkommen (Schwindel, es wird einem schlecht …). Versuchen Sie, die Intensität immer knapp unter der Grenze »einzustellen«, ab der Sie beginnen müssten gegenzuspannen.

Übungen am Boden

Vielleicht fällt es Ihnen anfangs schwer, sich zum Üben auf den Boden zu begeben. Versuchen Sie es bitte trotzdem. Nur wenn Sie es gar nicht können, führen Sie die Übung stattdessen auf dem Bett durch. Das Wichtigste dabei: Versuchen Sie es immer wieder und lassen Sie sich nicht helfen. Nutzen Sie einen Stuhl oder Ähnliches, um sich abzustützen, oder probieren Sie eine andere Körperposition aus. Sie werden überrascht sein, wie schnell Ihr Körper es Ihnen zunehmend möglich macht – das nennt man Training.

SO GESTALTEN SIE IHR ÜBUNGSPROGRAMM

Wie Sie schon wissen, bieten wir Ihnen zur Selbstbehandlung drei Techniken an. Wir beschreiben Sie Ihnen hier noch einmal zusammenfassend, damit Sie ein Gefühl dafür bekommen, wie Sie am besten anfangen können.

Die drei Techniken der Selbstbehandlung

Mit der Technik der Light-Osteopressur **(siehe ab Seite 72)** können Sie sich als Akutmaßnahme bei Schmerzen meist sehr schnell helfen. Der Lernaufwand ist aber höher als bei den anderen Techniken, da das Drücken umso mehr hilft, je besser Sie die Punkte treffen. Aber es lohnt sich, auch wenn es anfangs vielleicht nicht gleich perfekt klappt. Denn

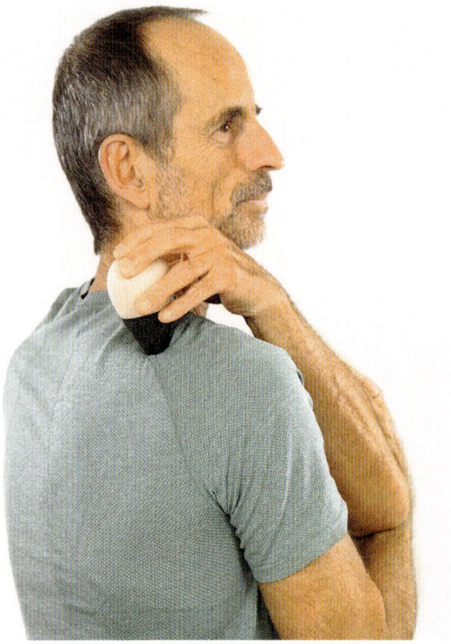

Mit der Light-Osteopressur lassen sich ganz gezielt sogenannte Triggerpunkte behandeln.

wenn Sie die Punkte immer genauer treffen, haben Sie innerhalb von wenigen Minuten eine wirklich sehr wirksame Selbsthilfe gegen Ihre Nackenschmerzen zur Hand. Gleichzeitig kommen Sie immer besser in Ihre Übungen hinein, weil Sie entspannter sind und bei wiederholter Anwendung zudem stetig beweglicher werden.

Die Übungen ab **Seite 82** können Ihnen leichter oder schwerer fallen. Das hängt von Ihrem Zustand ab und davon, wie gewohnt Sie es sind, Ihren Körper auf diese Weise anzusteuern. Letztlich aber sind gerade diese Übungen das Wichtigste auf Ihrem Weg zur lebenslangen Schmerzfreiheit. Wir empfehlen Ihnen daher, sie von Anfang an zu üben. Bitte stellen Sie dabei keine zu hohen Anforderungen an sich. Es ist viel besser, eine Übung zumindest im Ansatz zu versuchen, auch wenn Sie sie zu Beginn vielleicht kaum ausführen können, weil Sie gar nicht in die verlangte Körperposition kommen, als sie gar nicht auszuführen. Bitte sagen Sie niemals: »Das kann ich nicht.« Die einzige zulässige Aussage ist: »Heute kann ich das NOCH nicht, aber morgen besser – wenn auch vielleicht nur ein bisschen.« Ihr Körper reagiert auf jeden Fall! Das garantieren wir Ihnen, denn es ist erwiesen, dass er sich bis ins allerhöchste Alter anpassen kann. Übrigens: Durch das regelmäßige Dehnen verbessert sich nicht nur Ihr körperlicher Zustand. Im Gehirn passiert ebenfalls eine Menge: Sie programmieren damit neue, hochwertige Bewegungsprogramme – und das verbessert auch die allgemeine Hirnleistung. Dadurch wird Ihr gesamtes Bewegungssystem mit der Zeit immer besser funktionieren.

Die Faszien-Rollmassage ist wahrscheinlich die Selbsthilfetechnik, die die meisten Menschen am leichtesten erlernen. Auch Sie werden bei der Anwendung schnell merken, dass Sie sich in den gerollten Bereichen immer wohler fühlen. Alles wird leichter, die Haut wird schöner, Ihre Beweglichkeit steigt. Wenn Sie die Rollmassage regelmäßig anwenden, werden Sie feststellen, dass die Empfindlichkeit gestresster Muskeln zunehmend nachlässt und Sie auch die Übungen immer besser absolvieren können. Die Schmerzlinderung, die Sie bei der Light-Osteopressur »auf den Punkt« in kürzester Zeit bewirken, erreichen Sie mit der Faszien-Rollmassage zwar mit deutlich mehr Zeiteinsatz. Dafür haben Sie bei Letzterer noch den zusätzlichen Effekt der Stoffwechselverbesserung. Los geht's ab **Seite 108**.

Wenn es Ihnen zeitlich möglich ist, empfehlen wir Ihnen, alle drei Techniken zu nutzen. Dadurch entfalten Sie eine solche Positivspirale, dass sich die ersten Erfolge sehr kurzfristig, vielleicht sogar sofort einstellen. Im Grunde müssen Sie dafür nur sehr wenig zusätzliche Zeit investieren – und dann konsequent dranbleiben. Damit Ihnen beides möglichst leichtfällt, machen wir Ihnen hier ein paar über viele Jahre erprobte und bewährte Vorschläge.

Ihr persönlicher Trainingsplan

Um sich Ihren individuellen Trainingsplan zu erstellen, gehen Sie bitte wie folgt vor:

- Nehmen Sie sich zunächst einige Tage Zeit, um sämtliche Light-Osteopressuren, Dehnübungen und Faszien-Rollmassagen in allen Varianten einmal auszuprobieren.
- Fühlen Sie in sich hinein und notieren Sie jedes Mal, wie leicht es Ihnen fiel, wie hoch der dabei ausgelöste Druck-, Übungs- oder Rollschmerz war – und ob Sie das Gefühl hatten, dass Ihr Nacken genau das dringend braucht, weil die Beweglichkeit höher und der Schmerz geringer wurde und es sich hinterher irgendwie besser anfühlte.
- Stellen Sie sich zum Start ein Programm zusammen, das die Techniken und Übungen enthält, die Ihnen am leichtesten fallen und die zugleich gut wirken, die eine hohe Schmerzintensität auslösen und von denen Sie fühlen, dass das genau die richtigen für Ihren Nacken sind.
- Koppeln Sie die Dehnübungen an Ihre Morgenroutine (**siehe Seite 68 f.**) und machen Sie sie an sechs Tagen in der Woche. Das Drücken und die Faszien-Rollmassage koppeln Sie an Ihre Abendroutine (**siehe Seite 69**) und wechseln täglich, sodass Sie dreimal pro Woche drücken und dreimal rollen. Natürlich können Sie sich das Üben auch anders einteilen. Die Hauptsache ist, Sie praktizieren es regelmäßig.
- Beginnen Sie lieber mit einem kleineren Programm, das Sie höchstwahrscheinlich eher »durchhalten«, als wenn Sie sich zu viel vornehmen. Erweitern Sie es erst, wenn sich Routine eingestellt hat, Sie also sehr regelmäßig üben.
- Reduzieren Sie das Programm, wenn Sie merken, dass es aktuell noch zu umfangreich ist, zu viel Zeit oder auch Kraft kostet.
- Wechseln Sie immer mal wieder Übungen oder Techniken und vergleichen Sie die Ergebnisse.
- Je beweglicher Sie werden, desto mehr können Sie auch körperlich anspruchsvolle-

re Varianten probieren. Hören Sie in sich hinein, ob sie eine höhere oder geringere Wirkung haben, und entscheiden Sie entsprechend. Fordern Sie sich, ohne sich zu überfordern.

- Wenn Sie feststellen, dass Sie gerne mehr Übungen und Techniken absolvieren würden, aber nicht genug Zeit dafür haben, teilen Sie die Übungen einfach in zwei Gruppen und absolvieren die einen montags, mittwochs und freitags, die anderen dienstags, donnerstags und samstags. Der Sonntag dient dann der Regeneration.

PROBIEREN SIE ES AUS!

Seit Jahrzehnten diskutieren wir mit Patienten, die sich mit dem Üben schwertun, warum sie ihre Übungen nicht machen, wir motivieren sie, beschwören sie … Doch all das bringt nichts. Aber am Morgen die Übungen an eine bestehende Routine anzuhängen und am Abend das Rollen und Drücken mit einer starken Routine – und das ist für die meisten das Fernsehen – zu verknüpfen, das hat sich wirklich bewährt. Glauben Sie uns das und setzen Sie Ihre ganze Willenskraft ein, bis es Ihnen nach zwei, drei Wochen immer leichter fällt und Sie es irgendwann sogar vermissen und regelrecht einen Drang verspüren.

ENTWICKELN SIE IHRE PERSÖNLICHE ROUTINE

Kennen Sie das Gefühl, sich morgens »eingerostet« zu fühlen und schon Spannungen oder Schmerzen zu spüren? Nehmen Sie das als Anlass, direkt Ihre Viertelstunde zu üben. Anschließend genießen Sie, dass Sie sich insgesamt viel freier, beweglicher und schmerzfreier fühlen, obwohl Sie nur im Bereich des Nackens tätig waren.
Vielleicht kennen Sie aber auch eher das Gefühl, nach einem langen Tag mit Arbeit und Anstrengung schwer, schlapp und leer zu sein? Das ist Ihr Anlass, sich zu rollen oder zu drücken – sich einfach Gutes zu tun. Ihr Abend wird viel leichter und angenehmer sein und Ihren Schlaf werden Sie genießen. Und wie gelingt das jeden Tag? Das Zauberwort heißt Routine. Dazu ein Tipp: Schaffen Sie keine neue Routine, sondern erweitern Sie eine, die Sie sowieso schon länger praktizieren – oft ohne sich dessen bewusst zu sein. Was meinen wir damit?

Morgens die Übungen

Fangen wir am Morgen an. Wir raten Ihnen dringend, das Wichtigste, nämlich die Übungen, möglichst rasch nach dem Aufstehen abzuhaken. Warum? Weil Sie vermutlich wie die meisten Menschen am Morgen einer biologisch vorgegebenen Routine folgen: Nach dem Aufstehen gehen Sie ins Bad. Hängen Sie also Ihre 10 bis 15 Minuten kurze Übungszeit an Ihren Toilettengang oder ans Zähneputzen. Egal, was Sie kurz nach dem Aufstehen tun, kombinieren Sie es mit einer Übungssession. Wenn Sie Ihre schon bestehenden Routinen auf diese Art nutzen, wird es schnell normal, die Übungen zuverlässig einzubauen.

Früh am Morgen ist zudem die Wahrscheinlichkeit groß, dass nichts geschieht, was Sie vom Üben abhält. Wir empfehlen daher auch, das Smartphone morgens erst einmal ausgeschaltet zu lassen, bis die Übungen absolviert sind. Erhalten Sie sich die morgendliche Ruhe möglichst lang, damit Ihr Tag unbelastet und ungestört beginnen kann.

Abends die Massagen

Da die Zeit am Morgen erfahrungsgemäß bei den meisten Menschen sehr begrenzt ist, schlagen wir vor, die Faszien-Rollmassage und auch die Light-Osteopressur vielleicht abwechselnd am Abend zu absolvieren.

Was machen die meisten am Abend nach dem Abendessen? Richtig, sie schauen fern oder streamen einen Film. Natürlich wäre es am besten, sich bei der Light-Osteopressur und ebenso bei der Faszien-Rollmassage auf ebendiese zu konzentrieren. Wenn Sie das möchten, dann ersetzen Sie das Fernsehen einfach durch eine oder sogar beide Techniken. Aber viel, viel besser, als den Abend völlig passiv im Fernsehsessel oder auf der Couch zu verbringen, ist es in jedem Fall, sich während des Spielfilms oder der Nachrichten zu drücken oder zu rollen.

Falls Sie noch keinen Teppich im Wohnzimmer haben, empfehlen wir Ihnen, sich einen zuzulegen. Denn auch ohne zu rollen oder zu drücken, ist das Sitzen auf dem Boden ungleich gesünder. Warum? Weil es Ihnen alle paar Minuten unbequem wird und Sie die Position wechseln, also andere Gelenkwinkel üben. Auf diese Weise können Sie völlig ohne Zeitstress, ohne zusätzliche Zeit zu investieren, ganz in Ruhe drücken und rollen.

Einmal pro Woche Pause

Machen Sie einen Tag Pause im Übungsprogramm, damit der Körper »aufholen« kann, was er bei dem durch die Selbsthilfetechniken ausgelösten Umbau, der Renovierung oder der Regeneration der Körpergewebe eventuell noch nicht geschafft hat.

Auch wenn Sie merken, dass Sie zu viel getan haben, weil Sie eine Abneigung entwickeln und spüren, dass es Ihnen immer schwerer fällt und Sie sich mehr und mehr zwingen müssen, die Übungen zu machen, dann hören Sie auf Ihren Körper. Oft sind das Anzeichen dafür, dass er mehr Zeit haben möchte, sich an all die Reize, die Sie gesetzt haben, anzupassen. Sie müssen dann nicht unbedingt aussetzen, aber fahren Sie Ihr Programm herunter, bis Sie spüren, dass die Dosis wieder passt. Unterschätzen Sie nicht, wie viele positive Aufräum- und Umstellungsarbeiten unsere Techniken auslösen können – nicht nur in den Muskeln und Faszien, sondern auch im gesamten Nervensystem.

WARUM WIR SPEZIELLE HILFSMITTEL EMPFEHLEN

Damit Sie Ihre Schmerzfreiheit selbst »in die Hand nehmen« und sich dabei zielsicher und effizient, aber gleichzeitig so leicht und mühelos wie möglich selbst therapieren können, haben wir einige Hilfsmittel entwickelt.

Unsere Hilfsmittel sind das Ergebnis 30-jähriger Forschung und Erfahrung. Sie sind optimal auf unsere spezielle Vorgehensweise abgestimmt und ermöglichen es Ihnen, die drei zur Selbsttherapie gehörenden Techniken bestmöglich auszuführen und so die höchste Wirkung zu erreichen. Die Übungsschlaufe, die Knie-, Rücken-, Nacken- und Kieferretter unterstützen Sie bei den Dehn- und Kräftigungsübungen. Das Wichtigste beim Training ist, in der exakten Position zu üben. Die Übungsschlaufe hilft dabei, indem sie Ihre Arme »verlängert« und das integrierte Krafttraining ermöglicht. Rücken-, Nacken- und Kieferretter vereinfachen das Üben und intensivieren die Dehnung und der Knieretter ermöglicht es Ihnen, beidbeinig zu trainieren. Spezielle Faszienrollen und -kugeln (mehr dazu auf **Seite 112 f.**) entspannen die muskulär-faszialen Gewebe und erleichtern so das Üben deutlich. Außerdem sorgen sie für einen intensiven »Anschubstoffwechsel«. Dieser ist gerade im Anfangsstadium der Therapie ein wichtiges Mittel, um die im umliegenden Gewebe angesammelten Stoffwechselabfälle abzutransportieren und die Zellversorgung mit Nährstoffen zu verbessern. Je länger Sie üben, desto mehr kann die Bewegung diese Aufgabe dann wieder übernehmen, um den Stoffwechsel auf einem optimalen Niveau zu halten. Mit den Drückern führen Sie die Light-Osteopressur aus und entspannen damit diejenigen Muskeln, deren zu hohe Spannung für die Nackenschmerzen verantwortlich ist. Da die Fingerkraft meist nicht ausreicht und bestimmte Stellen nicht erreichbar wären, haben wir ein spezielles Drücker-Set entwickelt. Es besteht aus einem runden Griffstück für die Hand (in den Anleitungen »Kugelgriff« genannt), einem Kegel, der an die Wand gelehnt oder auf den Boden gestellt werden kann (»Kegelhalter«), sowie verschiedenen Aufsätzen. Diese Aufsätze haben unterschiedliche Formen (Spitze, Rundspitze, Flachspitze) für alle Ecken und Winkel Ihres Körpers und jeweils drei verschiedene Festigkeiten (weich, mittel, hart). Mit diesen neun Varianten stehen Ihnen alle Hilfsmittel zur Verfügung, die Sie als Laie für die Light-Osteopressur benötigen.

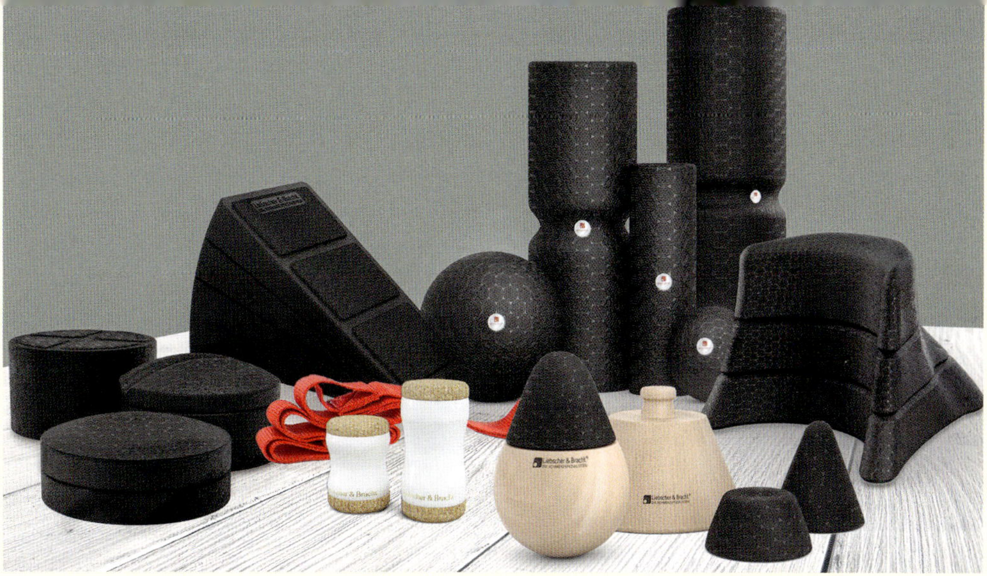

Hier sehen Sie von links nach rechts in der ersten Reihe: Rückenretter, Übungsschlaufe und Drücker-Set. In der zweiten Reihe: Knieretter, Faszien-Rollmassage-Set und Nackenretter.

ALTERNATIVEN AUS DEM ALLTAG

Natürlich können Sie sich auch mit Alternativen behelfen. Das Üben ist wahrscheinlich nicht ganz so wirksam wie mit den Originalen, aber probieren Sie es einfach selbst aus.

- Statt der Schlaufe können Sie einen Gürtel oder ein (Hand-)Tuch nutzen.
- Als Ersatz für den Knie-, den Nacken- und den Rückenretter können Bücher, feste Polster oder Treppenstufen dienen.
- Statt der Maxi-Rolle können Sie eine festere flexible Pappe auf etwa 12 cm Durchmesser zusammenrollen, wenn nötig noch ausreichend weichen Stoff darüberziehen und alles mit breitem Klebeband fixieren. Viele herkömmliche Faszienrollen eignen sich eher nicht für die Schmerztherapie, etwa weil die umlaufende Vertiefung fehlt.
- Als »Kieferretter« schneiden Sie einen Weinkorken in die entsprechende Länge.
- Eine mit Wasser gefüllte runde 1,5-Liter-Plastikflasche ersetzt die Medi-Rolle.
- Statt der Mini-Rolle tut es eine abgesägte Holzstange oder schmale längliche Spraydose, die mit einem Tuch umwickelt ist, das die Härte ausreichend abpolstert. Herkömmliche Faszienrollen sollten Sie nur verwenden, wenn sie nicht zu hart sind.
- Alternativ zur Medi- und Mini-Kugel eignen sich entsprechend große Bälle aus dem Kinderzimmer oder dem Sportbedarf. Wichtig: eine etwas nachgiebige Oberfläche.
- Als Drücker eignen sich weichere Gummiteile aus Küche oder Kinderzimmer oder Hundespielzeug. Auch gut: große Weinkorken, entsprechend in Form geschnitten.

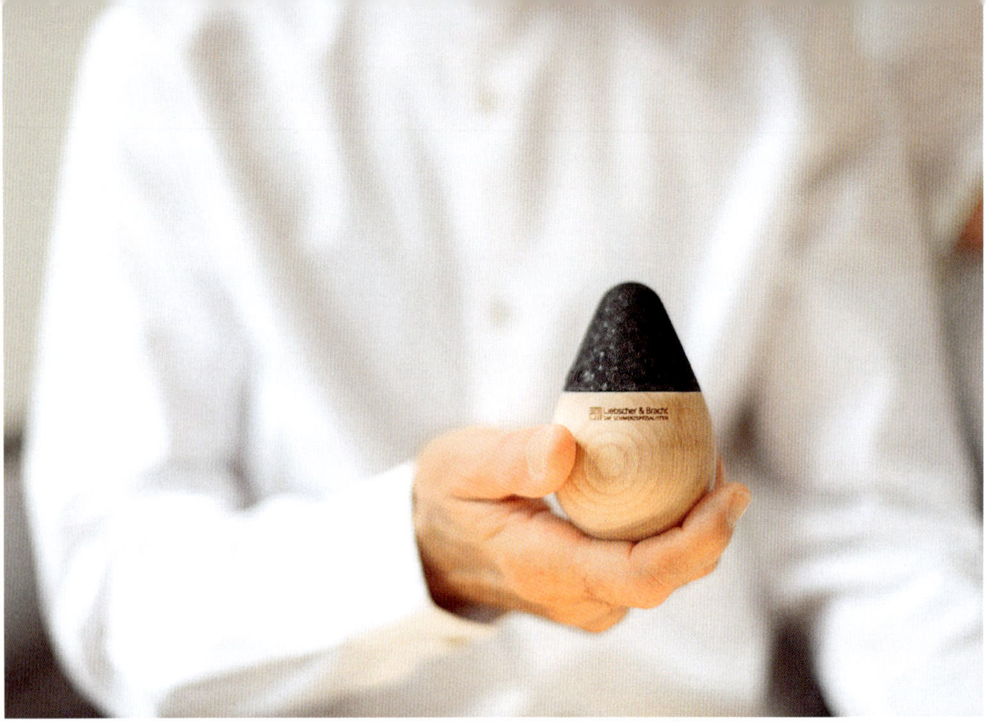

LIGHT-OSTEOPRESSUR

Die Light-Osteopressur ist eine Akutmaßnahme gegen Schmerzen und die Selbsthilfeversion der Osteopressur (**siehe Seite 51 f.**). Sie drücken dazu auf genau vorgegebene Punkte am Körper und können dadurch – wenn Sie exakt genug treffen – Nackenschmerzen und Verspannungen innerhalb von Minuten so deutlich reduzieren oder sogar ganz verschwinden lassen, dass Sie es gar nicht glauben können, obwohl Sie es erleben. Meist stellen Sie auch fest, dass Sie sich leichter fühlen und besser bewegen, spüren oder ansteuern können.

Damit Sie ausreichend stark drücken können, ohne die Stellen zu überreizen, haben wir unser Drücker-Set entwickelt (**siehe Seite 70 f.**). So können Sie zum Drücken Ihre Armkraft statt der viel schwächeren Finger- oder Handkraft nutzen und an der Wand oder auf dem Boden die fast keine Muskelkraft kostende Schwerkraft einsetzen.

SCHNELLE HILFE BEI BESCHWERDEN

Mit der Light-Osteopressur »schalten« Sie bestimmte Rezeptoren, die sich in der Knochenhaut befinden. Diese senden daraufhin Informationen ans Gehirn, die dort einen »Reset« hervorrufen. Bei diesem Reset werden die Spannungseinstellungen, die das Gehirn in die Muskeln sendet, in die »Werkseinstellung« zurückgestellt. Diese Einstellung entspricht den Muskelspannungen, bei denen die Gelenke und die Halswirbelsäule ihre Funktion optimal erfüllen können und es zu keinerlei Verschleiß kommt, den der Körper nicht selbst wieder reparieren könnte. Bei diesen »physiologischen«, also biologisch normalen Muskelspannungen erzeugt der Körper auch keinen Schmerz, der vor irgendeiner Gefahr für die Knorpel, Bandscheiben und so weiter warnen müsste.

In dieser Werkseinstellung »funktionieren« Ihre Halswirbelsäule und Ihr Nacken so, wie es genetisch und biologisch vorgesehen ist. Der Alarmschmerz, der ja wegen einer Bedrohung Ihrer Halswirbelsäule geschaltet wurde, verschwindet, die Region fühlt sich gleich viel leichter an und Ihre Beweglichkeit wird besser. Dieser positive Effekt beweist Ihnen, dass sich der Schmerz, der Sie vorher gequält hat, abschalten lässt wie Licht, wenn es nicht mehr gebraucht wird. Weil die Spannungen jetzt normal sind, braucht Ihr Körper die Schmerzen, die Sie warnen sollten, nicht mehr – und Sie können Ihren Kopf wieder unbeschwert und leicht bewegen.

Dieser Effekt hält unterschiedlich lange an: Es können Stunden oder auch Wochen oder gar Monate sein. Das hängt davon ab, wie stark die Überspannungen »im System hinterlegt« sind. Da die Übungen aber gleichzeitig dafür sorgen, dass die Überspannungen wegtrainiert werden, führt der Gesamteffekt, den die Light-Osteopressur, die Dehn- und Kräftigungsübungen und die Faszien-Rollmassage erzeugen, meist schnell von Beginn an zunehmend zur dauerhaften Schmerzfreiheit.

Das Besondere an der Osteopressur und der Light-Osteopressur

Die einhellige Meinung so gut wie aller Teilnehmer an den Ausbildungen zum Zertifizierten Liebscher & Bracht-Therapeuten lautet: Die Osteopressur ist den bis dahin von ihnen angewendeten schmerztherapeutischen Verfahren klar überlegen. Und zwar, so berichten uns die Teilnehmer immer wieder, nicht nur in der Höhe der Wirksamkeit, sondern auch in der Schnelligkeit, mit der sich die Schmerzlinderung erreichen lässt.

Weiterhin wissen wir, dass die schnell erreichte Schmerzfreiheit der Beweis dafür ist, dass sie langfristig mit den Übungen antrainiert werden kann.

Was sind die Gründe für diese hohe Wirksamkeit?

Die (Light-)Osteopressur wirkt in erster Linie deshalb so gut, weil sie die »Knochenrezeptoren«, die interstitiellen Rezeptoren, nutzt, die ihre Wirkung direkt im Gehirn entfalten, indem sie dort eine Art Reset auslösen, eine Wiederherstellung des Ausgangszustands. Das kennen Sie vermutlich so ähnlich von Computern oder elektronischen Geräten. Wenn diese nicht mehr funktionieren, kann man den Stecker ziehen, auf diese Weise einen Reset auslösen und dann funktioniert oft alles wieder so, wie es soll.

Wir gehen davon aus, dass der Druck auf die interstitiellen Rezeptoren die Ansteuerungsprogramme für die Muskeln wieder normalisieren kann. Das heißt, dass die zu hohen Spannungen heruntergefahren werden und dass Muskeln, die der Körper aus Überlastungsgründen deaktiviert hat, wieder in ihre normale Funktion geschaltet werden.

Diese »Umprogrammierung« und die dadurch normalisierten Spannungen der Muskeln führen dazu, dass das Gehirn den warnenden Alarmschmerz abschaltet oder drastisch reduziert, da die Bedrohung der Halswirbelsäule nicht mehr vorhanden ist.

Um diesen Effekt auszulösen, reicht meist bereits eine einzige Behandlung aus. Ist der Schmerz danach verschwunden oder zumindest deutlich gemindert – meist auf keinen oder einen Restschmerz von 0 bis 30 Prozent der Beschwerden vor der Behandlung –, ist der Beweis erbracht, dass die übermäßige muskulär-fasziale Spannung die Ursache der Schmerzen war und nicht eventuell vorhandene Schädigungen.

Anschließend muss dieser Zustand nur noch dauerhaft »im Körper eingebaut« werden: Einige weitere Behandlungen löschen wiederholt die zu hohen Spannungen der Muskeln. Zwei bis fünf Übungen sorgen in der Regel dafür, dass sich neue muskuläre Ansteuerungsprogramme im Gehirn bilden, durch die sich die Spannungen normalisieren. Mit diesen Übungen ist es möglich, den Nacken dauerhaft schmerzfrei zu halten und die Muskeln, Faszien und Gelenke so zu ernähren, dass sie sich fortlaufend regenerieren können.

Wenn die Übungen regelmäßig fortgesetzt werden, bleiben unsere Patienten dauerhaft schmerzfrei und der normale Verschleiß wird repariert. Mit dieser Vorgehensweise können Sie sich auf völlig natürliche Weise von Ihren Nackenschmerzen befreien und den Verschleiß Ihrer Halswirbelsäule soweit möglich heilen – egal ob Sie nun akut unter Nackenschmerzen leiden oder die Beschwerden bereits chronisch geworden sind.

BITTE BEACHTEN SIE

Wir zeigen die Light-Osteopressur immer nur für eine Seite. Bei Nackenschmerzen sollten Sie aber für ein bestes Ergebnis immer beide Seiten behandeln.

SO WENDEN SIE DIE LIGHT-OSTEOPRESSUR AN

- Suchen Sie sorgfältig den Punkt, die Linie oder die Fläche, die Sie mit Druck versehen möchten. Sie erkennen den Bereich daran, dass er schmerzt, wenn Sie daraufdrücken. Je größer Ihr Problem ist, desto empfindlicher sind diese Stellen. Das kann so weit gehen, dass schon die Haut darüber so empfindlich ist, dass Sie nur sehr wenig Druck aushalten und auf der Intensitätsskala gleich bei der höchsten Stufe sind (**siehe Seite 63 f.**). Sie müssen also bei solchen sehr hohen Empfindlichkeiten ganz langsam und vorsichtig vorgehen. Es ist nicht so, dass ein bestimmter Druck nötig ist, um den therapeutischen Effekt zu erreichen. Ausschlaggebend ist nur, dass Sie einen Behandlungsschmerz erzeugen, der möglichst nah an die Grenze herankommt, aber diese nicht überschreitet.
- Keine Sorge: Der Behandlungsschmerz tut weh, aber seine Qualität ist eher trocken, klar, objektiv und funktionell. Er ist nicht heiß, quälend, stechend, zuckend, pulsierend, pochend oder belästigend. Natürlich ist das auch immer abhängig von der Intensität. Bleiben Sie unbedingt unter dem Wert, ab dem der Schmerz zunehmend quälend und belästigend wird bzw. sich beinahe nicht mehr aushalten lässt. Wenn Sie die ersten Male vorsichtig beginnen zu drücken, werden Sie immer besser spüren können, was wir meinen.
- Wenn der Schmerz pochend ist oder Sie Puls spüren, sind Sie auf oder in der Nähe eines Gefäßes und müssen die Stelle so lange wechseln, bis das Pochende und Pulsierende nicht mehr zu spüren ist. Deswegen suchen und spüren Sie den Punkt erst mit den Fingern und setzen dann, wenn Sie sicher sind, den Drücker mit der passenden Spitze auf. Wenn Sie unsicher sind, lassen Sie diesen Punkt einfach aus – die restlichen Punkte erzeugen noch genügend Gesamtwirkung.
- Beginnen Sie immer vorsichtig mit der weichsten Version des in der Anleitung zuerst genannten Drückeraufsatzes. Wechseln Sie erst dann zu den festeren Aufsätzen, wenn Sie den Light-Osteopressur-Punkt »kennengelernt« haben und die Aufsätze brauchen, um möglichst nahe an den Schmerzgrenzwert heranzukommen.

DAS BRAUCHEN SIE FÜRS DRÜCKEN

- 10 bis 15 Minuten Zeit und Ruhe, je nach den Bereichen, die Sie drücken möchten.
- Einen Platz auf einer weichen Unterlage (Matte, Teppich, Decke), eine Wand, an die Sie sich lehnen können, und einen Stuhl oder ein anderes Sitzmöbel.
- Ihr Drücker-Set oder ein alternatives Hilfsmittel (**siehe Seite 70 f.**).

- Beginnen Sie mit dem Punkt, der in den Anleitungen ab **Seite 77** angegeben ist. Handelt es sich um eine Fläche oder um eine Linie, suchen Sie zunächst den empfindlichsten Punkt darauf und starten dort.
- Wenn Sie den »Grenzschmerz« ausgelöst haben, halten Sie die Druckstärke stabil und warten. In den meisten Fällen wird der empfundene Schmerz mehr oder weniger schnell geringer. Das dauert durchschnittlich etwa 10 bis 30 Sekunden.
- Dann drücken Sie fester oder ändern den Winkel geringfügig. Bei Flächen oder Linien versuchen Sie, ob Sie in der direkten Umgebung höhere Empfindlichkeiten finden. Meist steigt der Schmerz so wieder.

Zur Behandlung der Halswirbelsäule empfehlen wir unseren Kugelgriff mit Spitz-, Flach- und Rundspitze.

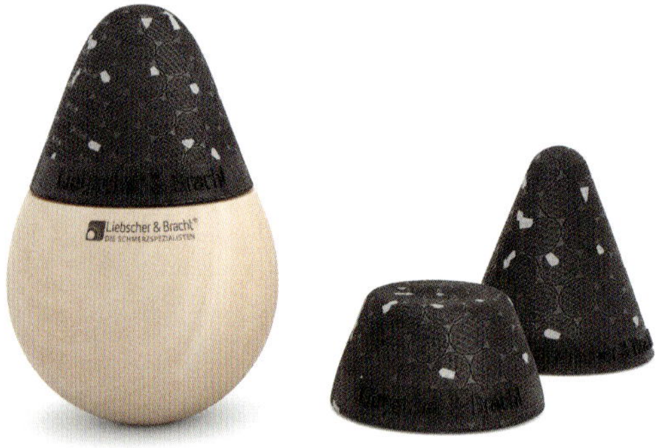

- Dies wiederholen Sie zwei- oder dreimal, bis Sie merken, dass es immer schwieriger wird, einen noch höheren Schmerzlevel auszulösen. Gibt der Punkt, die Linie oder die Fläche »nichts mehr her«, dann sind Sie in diesem Bereich fertig.
- Drücken Sie möglichst die Bereiche mit der höchsten Empfindlichkeit, denn sie betreffen die Muskeln mit dem meisten Überlastungsstress. Sie müssen nicht alle Bereiche während einer Selbstbehandlung drücken.
- Testen Sie die verschiedenen angebotenen Varianten, um zu fühlen, welche bei Ihnen am besten funktioniert. Wichtig ist nicht die Art der Variante, sondern dass Sie den Punkt gut treffen können.
- Bleiben Sie beim Drücken entspannt! Einerseits möchten Sie Spannungen herunterregeln, andererseits kann es sein, dass Sie bei bestimmten Punkten etwas Kraft zum Drücken aufbringen müssen. Wählen Sie deshalb immer die Variante, die Sie insgesamt am wenigsten Kraft kostet.
- Drücken Sie nicht öfter als alle ein bis zwei Tage. Wenn Sie anfangs täglich drücken möchten, sollten Sie die Punkte wechseln. Wenn sich alles eingespielt hat, können Sie sich zwei- bis dreimal in der Woche drücken, immer abwechselnd mit dem Rollen.
- Behandeln Sie möglichst immer beide Seiten. Bei Zeitknappheit können Sie zunächst auch nur eine Seite behandeln. Vermutlich wird sich Ihr Nacken danach trotzdem schon befreiter anfühlen.

BRUSTBEINRAND

Diese Punkte entlang des Brustbeins sorgen nicht nur reflektorisch dafür, dass der Nacken entspannt. Auch der gesamte Brustbereich und die Atmung werden freier.

- **Womit wird gedrückt?** Kugelgriff mit Spitze oder Rundspitze.
- **Wo wird gedrückt?** Um den Bereich zu finden, um den es hier geht, tasten Sie das Brustbein und suchen das untere und das obere Ende. Wenn Sie nun von der Mitte aus zu beiden Seiten nach außen gehen, bemerken Sie dort, wo die großen Brustmuskeln beginnen, leichte Erhöhungen. An diesen Stellen ist das Brustbein meist auch deutlich schmerzempfindlich – ein Zeichen dafür, dass Sie auf aktivierte Alarmschmerzrezeptoren drücken, also genau die Punkte, an denen Sie die Spannung des großen Brustmuskels mindern können.
- Haben Sie den Punkt gefunden, nehmen Sie den Kugelgriff mit der Spitze in die rechte Hand und tasten mit den Fingern der linken Hand die Mulde zwischen zwei Rippen dicht am linken Brustbeinrand, wo das Gewebe am empfindlichsten ist. Setzen Sie dort die Spitze an.
- **Wie genau wird gedrückt?** Sie drücken von vorne, nur zur Feineinstellung können Sie den Drücker minimal zu den Seiten und/oder nach oben drehen. (1)
- Machen Sie das Gleiche am rechten Rand des Brustbeins.

TIPP

Wenn Sie merken, dass die Empfindlichkeit zu hoch ist, versuchen Sie es mit der Rundspitze.

Drücken Sie von vorne und drehen Sie den Drücker nur wenn nötig leicht zur Seite oder nach oben.

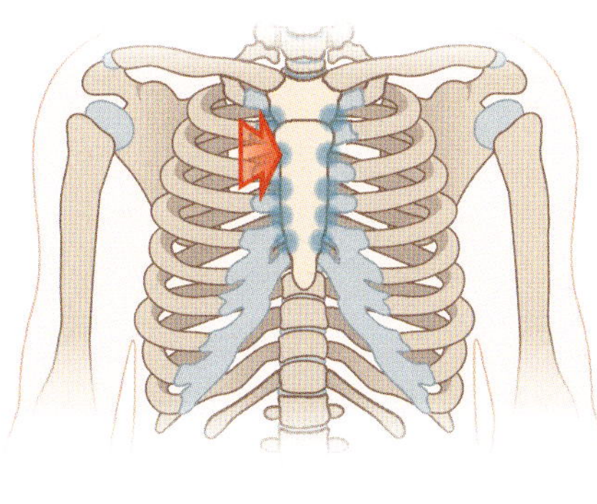

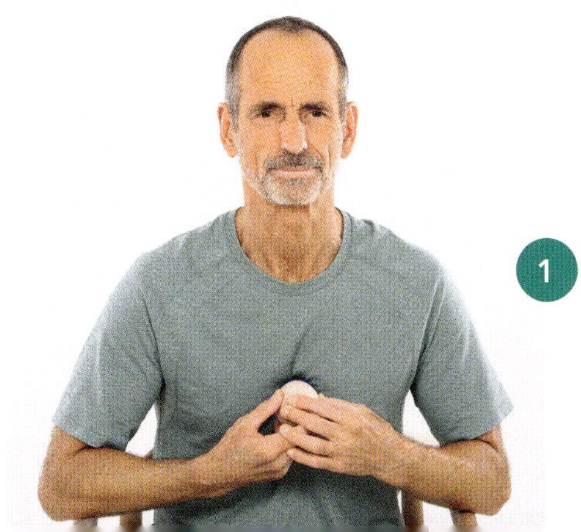

BRUSTBEIN

Auch wenn diese Punkte am Brustbein klein sind, ist die Wirkung enorm. Denn sie betreffen einen Muskel, der maßgeblich an der Fehlstellung der Halswirbelsäule beteiligt ist.

- **Womit wird gedrückt?** Kugelgriff mit Spitze oder Rundspitze.
- **Wo wird gedrückt?** Drehen Sie den Kopf erst leicht nach rechts und überstrecken Sie ihn dann etwas nach hinten (1). Nun können Sie schön die Sehne vorne am Hals sehen. Um den Bereich zu finden, wo Sie drücken sollen, tasten Sie mit der linken Hand an dieser Sehne entlang, bis sie ins Brustbein einmündet. Von diesem Punkt aus gehen Sie noch ein kleines Stückchen weiter nach unten Richtung Füße und setzen dann den Drücker auf.
- **Wie genau wird gedrückt?** Drücken Sie direkt von vorne, sozusagen im rechten Winkel zum Brustbein. Nur zur Feineinstellung können Sie den Drücker minimal zu den Seiten und/oben nach oben bewegen. (2)
- Wiederholen Sie das Ganze auf der rechten Seite der Sehne bzw. des Brustbeins.

1

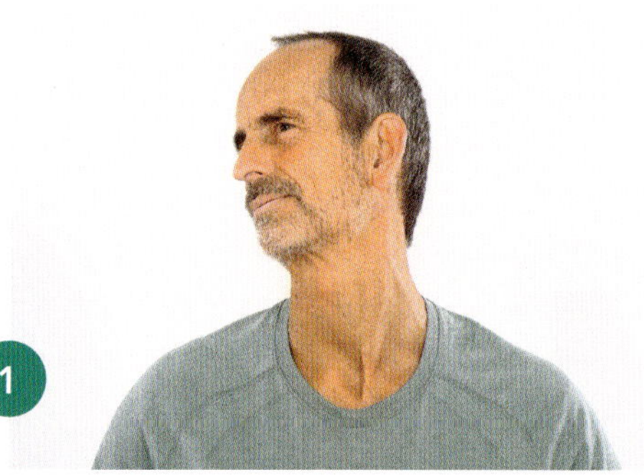

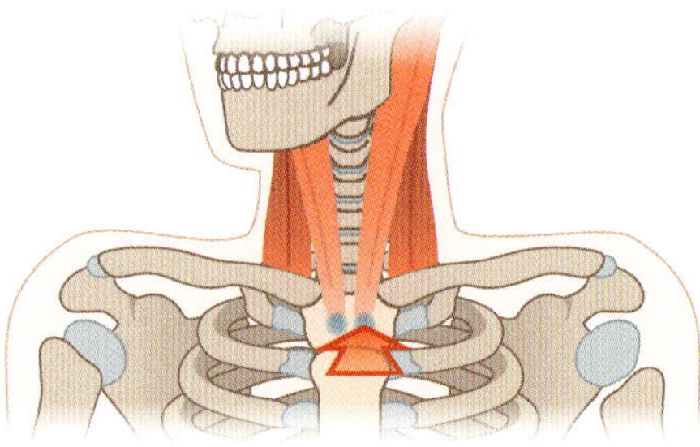

Drücken Sie mit der (Rund-)Spitze den Punkt von vorne im rechten Winkel zum Brustbein.

2

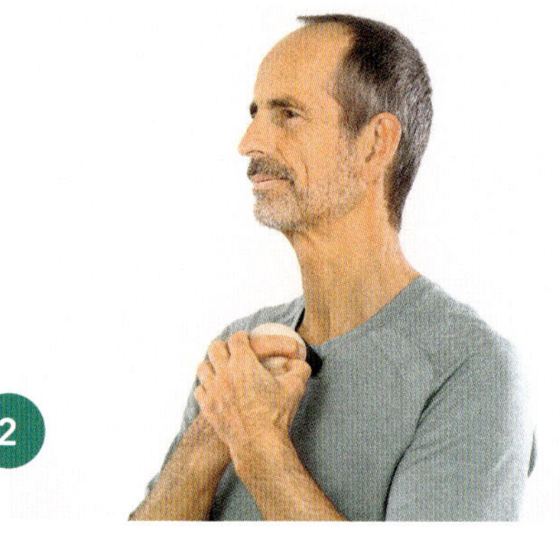

SCHULTERBLATTGRÄTE

Dieser Knochenrand ist eine wahre Fundgrube an Spannungen, die maßgeblich zum Brettnacken beitragen. Entspannen Sie ihn, Sie werden es deutlich fühlen können.

- **Womit wird gedrückt?** Kugelgriff mit Flach- oder Rundspitze.
- **Wo wird gedrückt?** Sie drücken entlang der sogenannten Schulterblattgräte, also jenem leicht tastbaren Knochenrand, den Sie spüren, wenn Sie von oben am Nacken-Schulter-Bereich nach unten drücken (Sie bleiben quasi daran hängen). Der Grat verläuft von der Innenkante des Schulterblatts bis in die Spitze, die er mit dem Schlüsselbein bildet, das an der Körpervorderseite verläuft. Der Druck muss so auf diese Kante ausgeübt werden, dass Sie eine maximale Intensität spüren.
- Legen Sie Ihren rechten Ellbogen auf das linke Handgelenk und greifen Sie Ihren rechten Oberarm mit der linken Hand. Ziehen Sie mit der linken Hand den rechten Ellbogen so weit nach links, bis Sie mit den Fingern der rechten Hand gut die Gräte des linken Schulterblatts greifen können.
- **Wie genau wird gedrückt?** Halten Sie diese Position, greifen Sie mit der rechten Hand den Drücker und setzen Sie die Spitze so an der Kante auf, dass Sie die höchste Empfindlichkeit spüren. (1)
- Arbeiten Sie von innen nach außen die Gräte ab, indem Sie auf empfindlichen Bereichen so lange verharren, bis sie heruntergeschaltet sind.
- Wiederholen Sie das Ganze anschließend am anderen Schulterblatt.

Drücken Sie mit der Flach- oder Rundspitze entlang der Kante der Schulterblattgräte.

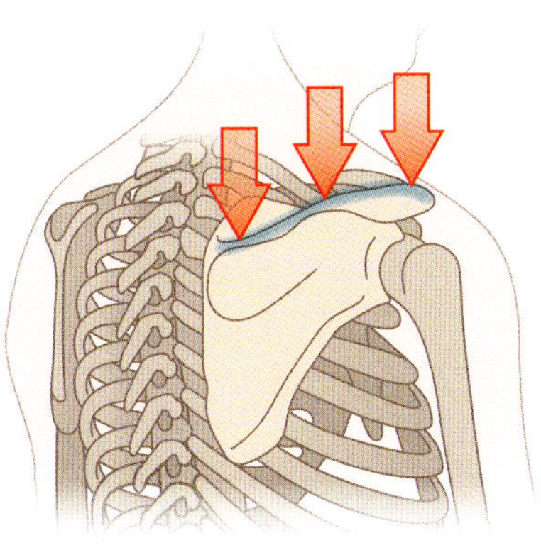

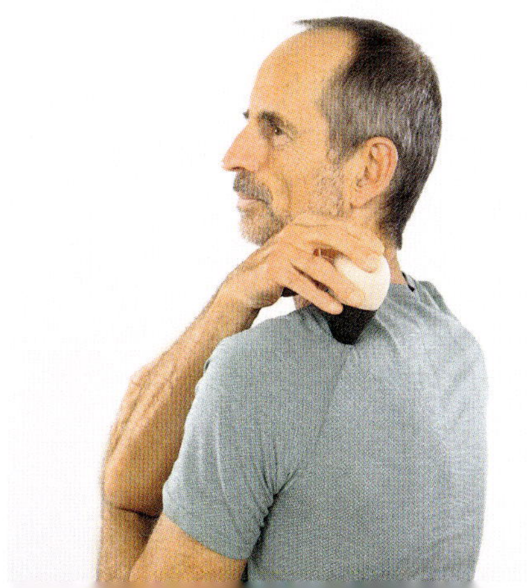

1

SCHÄDELRAND

Dieser Knochenrand hat es wie die Schulterblattgräte in sich, denn am hinteren Schädel verlaufen ringsherum so gut wie alle Muskeln, die im Nacken überfordert sind.

- **Womit wird gedrückt?** Kugelgriff oder Kegel mit Flach- oder Rundspitze. Greifen Sie Kegel und Kugel mit beiden Händen, wie auf dem Bild gezeigt.
- **Wo wird gedrückt?** Sie drücken entlang des gesamten hinteren unteren Schädelrandes. Das ist der leicht tastbare Knochenrand, der von den gut fühlbaren Knochenecken hinter den Ohren bis zur hinteren unteren Schädelmitte verläuft und den Sie spüren, wenn Sie von oben am Hinterkopf immer weiter nach unten gehen, bis es weich wird. Gehen Sie von dort wieder etwas nach oben und fühlen Sie, wo die empfindlichsten Punkte sind. Üben Sie so starken Druck auf diese Stellen aus, dass Sie eine maximale Intensität spüren. So schalten Sie die Spannungen herunter.
- **Wie genau wird gedrückt?** Nachdem Sie zuvor mit den Fingern beider Hände den Schädelrand auf seine empfindlichen Stellen abgetastet haben, setzen Sie den Drücker dort auf. Der Winkel, in dem Sie drücken, wird wieder durch die auslösbare Intensität bestimmt. Prinzipiell aber ist die Druckrichtung senkrecht zum Verlauf des Schädelknochens. (1)
- Arbeiten Sie sich entlang dieses Bereiches rings um den Hinterkopf Stück für Stück voran, um die Spannungen zu lösen.

Drücken Sie mit der Flach- oder Rundspitze senkrecht zum Verlauf des Schädelknochens.

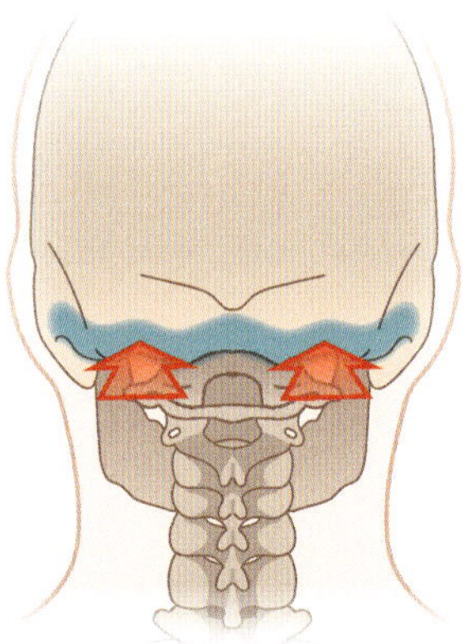

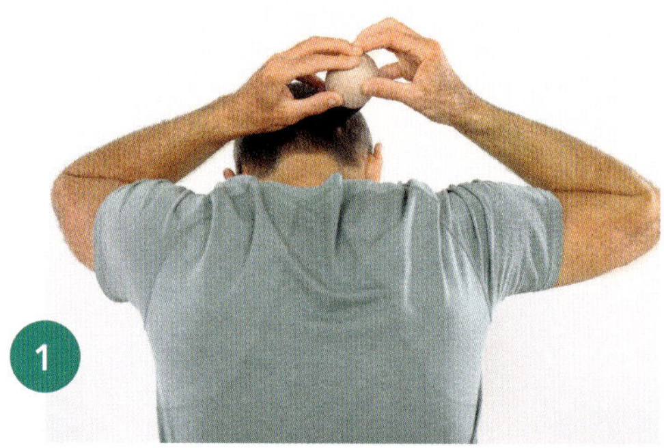

HALSWIRBELSÄULE

Die Halswirbelsäule ist bei den meisten Menschen ein Hotspot der Verspannung. Lassen Sie sich Zeit und reduzieren Sie die Verhärtungen Stück für Stück. Es lohnt sich!

- **Womit wird gedrückt?** Kugelgriff oder Kegel mit Rundspitze oder Spitze.
- **Wo wird gedrückt?** Entlang vier flächiger Linien: Die ersten beiden sind die linke und die rechte Flanke der Dornfortsätze. Die beiden anderen sind die nach hinten gerichtete Knochenfläche zwischen den Facettengelenken. Sie drücken diese vier Linien entlang der sieben Halswirbelkörper.
- **Wie genau wird gedrückt?** Die beiden Bereiche der Flanken der Dornfortsätze werden von hinten, aber leicht schräg von der Seite gedrückt. Beginnen Sie am besten unten und arbeiten Sie sich dann Stück für Stück nach oben vor. Bei den unteren Halswirbelkörpern können Sie den Kopf nach vorne gebeugt lassen. Bei den oberen ist es – je nach dem Zustand der Nackenmuskulatur – wahrscheinlich günstiger, wenn Sie den Kopf gerade nehmen. Die beiden Bereiche der hinteren Wirbelkörper zwischen den Facettengelenken drücken Sie wieder senkrecht zu den Knochenflächen von hinten. (1)

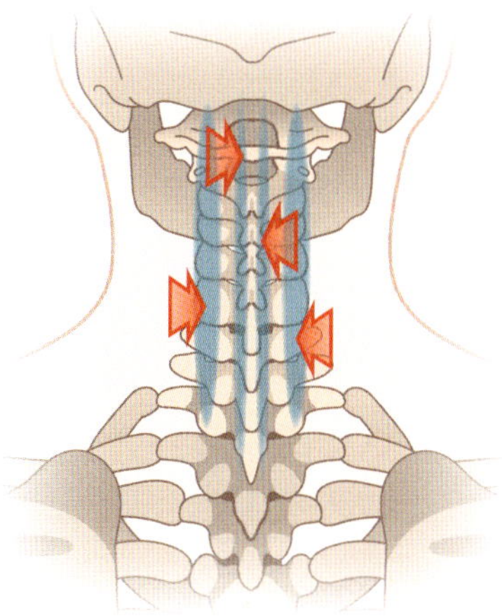

Drücken Sie mit der (Rund-)Spitze die Flanken der Dornfortsätze von hinten leicht schräg von der Seite.

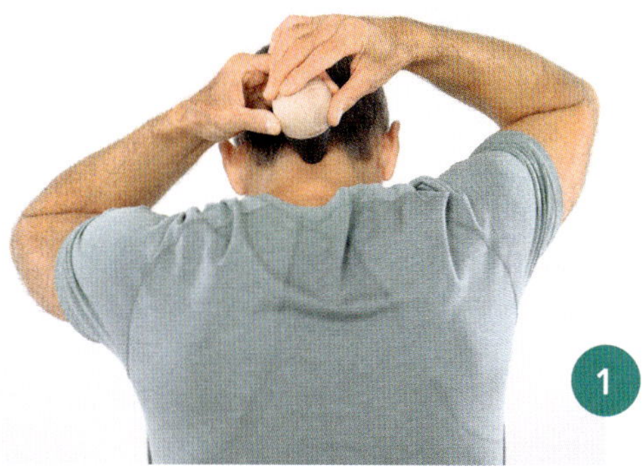

1

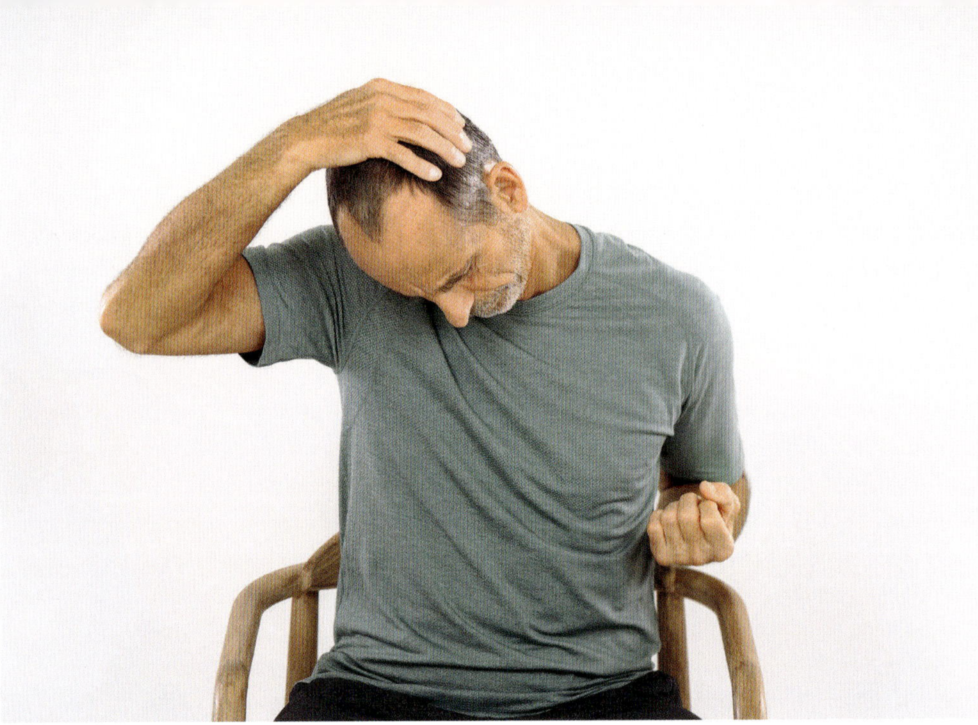

ÜBUNGEN ZUR DEHNUNG UND SPEZIELLEN KRÄFTIGUNG

Wir bekommen Nackenschmerzen, weil wir uns im Alltag zu wenig bewegen und viel zu viel sitzen, ohne diese Einseitigkeiten aktiv auszugleichen. Als biomechanische Folge verspannen sich die Muskeln und Faszien, werden immer unflexibler – und dadurch entstehen viel zu große Kräfte. Diese sind, wie gesagt, die Hauptursachen der Schmerzen und Schäden im Nacken.

Ausgleichen bedeutet, die Hauptursache für die reaktiven Anspannungen im Bereich des Nackens zu beheben, also die nach vorne ziehenden verkürzten Bauch- und Brustmuskeln ebenso wie die Nackenmuskeln wieder lang und flexibel zu machen. Ist diese grundlegende Schmerzursache beseitigt, können sich die Überspannungen abbauen und normalisieren und die Schmerzen hören auf.

DAZU DIENT DAS TRAINING

Es gibt nur eine Möglichkeit, diese Fehlentwicklung zu stoppen, umzukehren und die Kräfte, die auf den Nackenbereich einwirken, wieder zu normalisieren: regelmäßiges Dehnen und Flexibilisieren der überanspruchten Muskeln und Faszien. Genauso müssen die vom Gehirn gesteuerten Spannungen der Muskelfasern wieder normalisiert werden. Beides geschieht durch unsere speziellen Übungen. Sie enthalten passive Dehnung, isometrisches Krafttraining im endgradigen Bereich, also im maximal erreichbaren Gelenkwinkel, und aktive Dehnung.

- Die passive Dehnung zieht einfach nur die Muskeln und Faszien am Rumpf auseinander, damit die zu große Spannung so schnell wie möglich aus dem Nacken herausgenommen wird.
- Das isometrische Gegenspannen trainiert die Kraft in genau den Winkeln der Halswirbelsäule, in denen die Muskeln zu schwach sind, und verbessert die Ansteuerung darin. Dadurch können sich die Wirbelsäule und der Kopf wieder in bestmöglicher Geometrie bewegen. Gleichzeitig entfernt das isometrische Üben Anspannungsknoten (sogenannte Triggerpunkte) aus den Muskeln.
- Die aktive Dehnung ist ein Nerven-Gehirn-Training. Es sorgt für eine gute Abstimmung zwischen denjenigen Muskeln, die sich zusammenziehen, und denen auf der Gegenseite, die nachgeben müssen. Das verbessert die Bewegungsgeometrie noch einmal in anderen Winkeln. Nur durch aktives Ansteuern können die im Gehirn abgelegten Bewegungsprogramme zur Muskelansteuerung optimiert und neue Muskelprogramme installiert werden.

Die Übungen, die wir Ihnen ab **Seite 90** vorstellen, kräftigen, was zu schwach ist, dehnen und flexibilisieren, was zu stark zieht und zu angespannt ist, und sorgen für Bewegungsleichtigkeit bei gleichzeitig guter Gelenkführung. Im Gegensatz zum herkömmlichen Krafttraining verkürzt dieses Training die Muskeln nicht, verfilzt nicht die Faszien und erhöht die Muskelspannung nicht über das normale Maß hinaus.

DAS BRAUCHEN SIE FÜRS ÜBEN

- 10 bis 15 Minuten Zeit und Ruhe, je nach den Bereichen, die Sie dehnen möchten.
- Je nach den Varianten, die Sie üben möchten, einen Platz auf festem Boden, aber mit weicher Unterlage (Matte, Teppich, Decke), eine Wand, an die Sie sich lehnen können, einen Stuhl oder ein anderes stabiles Sitzmöbel.
- Übungsschlaufe, Rücken- und Nackenretter oder ein alternatives Alltagshilfsmittel wie auf **Seite 70 f.** beschrieben.

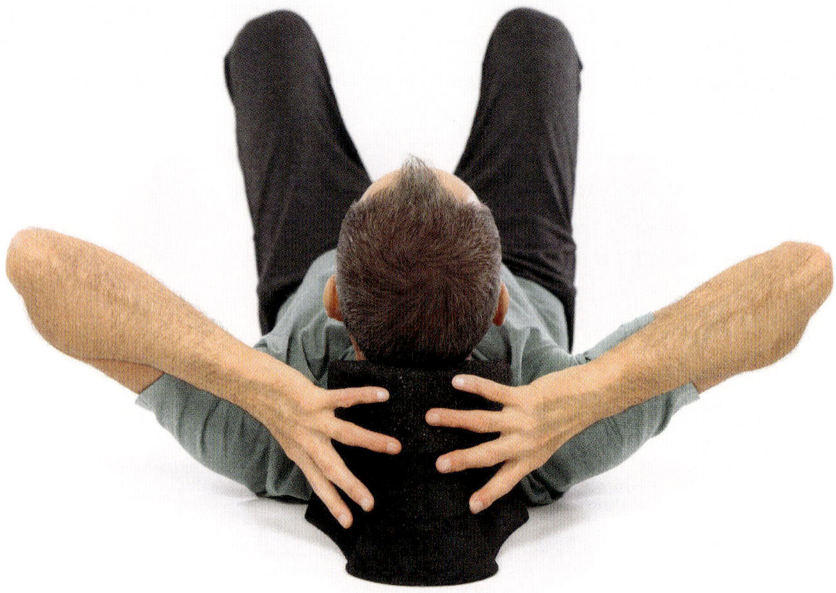

Besonders effektiv üben Sie mit unserem speziell für den Bereich der Halswirbelsäule entwickelten Nackenretter, weil dabei die oft stark verspannte und deswegen schmerzende Partie gleichzeitig gedehnt und gedrückt wird.

DAS BESONDERE AN UNSEREN ÜBUNGEN

Unsere Übungen basieren auf meiner (Roland) über 50-jährigen Kampfkunsterfahrung. Ohne diese hätte ich sie nie entwickeln können. Einige grundlegende Erkenntnisse daraus machen sie einzigartig in der Wirkung, was man ihnen aber zunächst nicht ansieht, da viele oberflächlich betrachtet wie geläufige Dehnungsübungen aus der Gymnastik oder dem Yoga wirken. Was sie von diesen unterscheidet, ist unser Ziel, Engpässe im Körper wieder »gängig zu machen«.

Die Übungszeit

Die meisten Menschen, die sich schon dehnen, machen das zu kurz. Meist liest man von nur 7, 15 oder 20 Sekunden Dehnungszeit, die einige Male hintereinander wiederholt werden soll. Unserer Erfahrung nach ist das viel zu kurz, was durch die moderne Faszienforschung bestätigt wird. Denn die Faszien beginnen erst nach 30 Sekunden nachzugeben, »zu fließen«, wie die Faszienforscher sagen. Deswegen dehnen wir bei Liebscher & Bracht mindestens 2 bis 2,5 Minuten lang. Nur bestimmte Yogasysteme dehnen sonst so lang oder noch bedeutend länger. Das wiederum machen wir aber auch nicht, weil das Verhältnis zwischen eingesetzter Zeit und Dehnungseffekt spätestens ab 3 Minuten immer uneffizienter wird. Dies ist ein nicht zu unterschätzender Faktor, der unsere Übungen überhaupt erst alltagstauglich macht. Denn die Zeitknappheit ist für viele Menschen der stärkste Hinderungsgrund dafür, Übungen solcher Art regelmäßig zu praktizieren.

Die Intensität

So gut wie alle Dehnungssysteme, vor allem solche, die mit Patienten oder Schmerzpatienten arbeiten, empfehlen, die Dehnung nicht weiter zu steigern, sobald das Dehnungsgefühl in leichten Schmerz umschlägt. Das entspricht etwa einer mittleren Stufe in unserer Intensitätsskala (**siehe Seite 63 f.**). Warum das so empfohlen wird, wissen wir nicht. Wir vermuten aber, dass es damit zusammenhängt, dass man befürchtet, den Körper zu überfordern, vielleicht sogar zu schädigen oder zu verletzen, wenn man zu sehr in den Schmerz hineindehnt. Die Konsequenz daraus ist jedoch, dass zu unterschwellig trainiert wird. Die Reizsetzung ist zu gering, als dass man damit den Körper animieren könnte, seine Fähigkeit zur Umstrukturierung vollständig zu nutzen. Die Ergebnisse sind nicht nur schlechter, sie sind im Vergleich zu unserer Vorgehensweise, möglichst nah an die Schmerzgrenze heranzugehen, aber darunter zu bleiben, geradezu minimal bei gefühlt vielleicht 10–20 Prozent des Möglichen.
Die bei der Light-Osteopressur erklärten Zusammenhänge zur Höhe des Druckschmerzes gelten für durch die Übungen ausgelösten Schmerz genauso (**siehe Seite 75 f.**).

Die Details

Es gibt Hunderte oder gar Tausende Dehnungsübungen, die alle für bestimmte Anforderungen optimiert sind, die sie erfüllen sollen. Bei den meisten Systemen zielten die Entwickler auf die Dehnung bestimmter Muskeln. Es gibt darüber hinaus heute auch Systeme, die gezielt bestimmte Faszienlinien aufdehnen möchten.
Je nach Sportart wird ein bisschen anders gedehnt, um für genau diese Sportart fit zu sein. Im traditionellen Yoga geht es darum, blockierte Nadis, die Energieleitbahnen des ayurvedischen Meridiansystems, frei zu machen bzw. sie so »energetisch kurzzuschließen«, dass die angestrebte spirituelle Entwicklung unterstützt wird. Man könnte auch sagen, dass der Energiefluss in Körper und

SICHERHEITSMASSNAHMEN

Sind Sie noch unsicher, ob manche Übungen eventuell eine Überforderung für Ihren Körper und Ihren Nacken sein könnten? Dann lesen Sie bitte noch einmal die Sicherheitsmaßnahmen ab **Seite 63**.

WENN DER BEKANNTE SCHMERZ AUFTAUCHT

Es kann vorkommen, dass Sie in der Dehnung genau den Schmerz spüren, den Sie eigentlich loswerden möchten. Die normale Reaktion ist: »Oh, das schadet mir, das darf ich nicht tun!« Dabei ist genau das ein Zeichen dafür, dass die Übung gegen Ihren Schmerz wirken wird. Denn wenn dieser Schmerz beim Dehnen ausgelöst wird, dann heißt das: Jetzt »ziehen« Sie exakt an der verkürzten Struktur, damit diese wieder länger und flexibler wird. Hinterher ist der Engpass mehr geöffnet und der Körper wird weniger belastet, sodass weniger Schmerzen erzeugt werden.

Geist angeregt werden soll, um die Entwicklung des Bewusstseins zu unterstützen.
Unser Ziel ist zunächst ein völlig anderes. Wir möchten mit unseren Übungen Gelenkwinkel, die vor allem durch 27 Engpässe im ganzen Körper immer eingeschränkter benutzt werden können, wieder »gängig machen«. Wir dehnen also rein funktionell. Deswegen ist die genaue Ausführung nach unseren exakten Anweisungen so fundamental wichtig. Ob wir dabei mehr die Muskel-, Faszien- und Sehnenstrukturen, Nerven oder Energieleitbahnen dehnen, spielt dabei keine Rolle. Hauptsache, exakt der Gelenkwinkel, der eingeschränkt ist, wird dadurch wieder beweglich und dadurch der Engpass beseitigt. Ziel ist also die Wiederherstellung einer hundertprozentigen Beweglichkeit – mit dem Resultat der Schmerzfreiheit und leichtgängigen, verschleißfreien Bewegung bis ins höchste Alter.
Natürlich sind unsere Übungen mit allen anderen Dehnübungen kombinierbar und sorgen dann dafür, dass etwaige Einseitigkeiten der anderen Systeme, Sportarten oder des Alltags, die zu Nackenschmerzen führen würden, ausgeglichen werden.

Die Kombination der Übungen

Mit nur 27 Grundübungen gelingt es uns, den Körper von Kopf bis Fuß – wir sagen immer: von Migräne bis Fersensporn – schmerzfrei zu halten. Jede der Übungen erfüllt eine bestimmte Aufgabe und je nach Schmerz werden zwei bis fünf Übungen so kombiniert und Varianten so ausgewählt, dass die bestmöglichen Ergebnisse in der kürzestmöglichen Zeit erreicht werden können.
Dieses System zu entwickeln, war nur möglich, weil ich (Roland) über einige Jahrzehnte unterschiedliche Kampfkünste trainiert habe, die immer verschiedene Beweglichkeiten verlangten. Und da meine Zeit knapp war, wollte ich auf möglichst effiziente Weise bei den notwendigen Dehnungen und Beweglichkeitssteigerungen vorankommen. Chronischer Zeitmangel sowie das mangelnde Wissen darüber, wie wichtig Dehnung ist,

sind unserer Einschätzung nach die größten Hindernisse, ihr die Aufmerksamkeit zu schenken, die eigentlich dringend notwendig wäre, um schlimme Fehlentwicklungen im Bewegungssystem zu verhindern.

Die Parallelentwicklung der Übungen und der Osteopressur

Der andere Faktor, ohne den dieses Übungssystem nicht hätte entwickelt werden können, war der dauernde Abgleich mit unseren Erfahrungen mit Schmerzpatienten in den letzten über 30 Jahren. Denn die Osteopressur wurde ja zeitgleich mit den Übungen entwickelt. Eines wäre ohne das andere niemals möglich gewesen. Ebenso wie mein technisches Wissen aus dem Maschinenbau, das ich auf die Biomechanik übertragen habe.

Der wichtigste Grundsatz des Übens: Konsequenz

Nackenschmerzen entstehen gemäß unserem Erklärungsmodell, weil die Anspannungen der Muskeln im Bereich von Kopf, Hals, Nacken und Brust immer höher und die Faszien immer unnachgiebiger werden. Dieser Prozess kann Jahre oder gar Jahrzehnte dauern. Erst nach dieser »Vorbereitungszeit« werden die Kräfte rund um oder in der Halswirbelsäule so groß, dass der Körper sie nicht mehr tolerieren kann. Denn es droht ein Verschleiß, der so groß ist, dass der Körper mit dem Reparieren nicht mehr nachkommen würde oder plötzliche Schädigungen immer wahrscheinlicher werden, etwa die Vorwölbung oder der Vorfall der Bandscheiben.

Wird die Spannung durch unsere Therapie so gemindert, dass der Körper diese Schmerzen abschalten kann, ist noch längst nicht alles wieder in bester Ordnung. Dann kommt es darauf an, die Übungen unvermindert weiterzumachen, vielleicht irgendwann nicht mehr täglich, aber einige Male pro Woche und schließlich noch einmal wöchentlich. Letztendlich kommt es darauf an, wie stark der Input an spannungserhöhenden oder flexibilitätsmindernden Einflüssen Ihres Bewegungsalltags ist.

Aber eines müssen Sie verstehen: Irgendwann mit den Übungen einfach wieder aufzuhören, weil Sie schmerzfrei sind, wäre ein großer Fehler. Doch keine Sorge: Bei Bedarf wird Ihr Körper Sie auch in diesem Fall wieder ans Üben erinnern – mit Schmerzen.

WAS BEDEUTET PASSIV UND AKTIV DEHNEN?

Bei der Passivdehnung benutzt man den Boden, die Wand oder die Schlaufe, um sich in die Dehnung ziehen oder drücken zu lassen. Passiv nennt man das, weil es eine Kraft von außen ist, die das tut.
Bei der Aktivdehnung zieht man sich selbst mit den Muskeln der Gegenseite des Dehnungsbereichs – aktiv – in die Dehnung.

So führen Sie die Übungen für Ihren Nacken aus

Zunächst beschreiben wir Ihnen die Übung in der kompletten Ausführung in drei sich teilweise wiederholenden Übungsschritten.

Schritt 1 – Dehnen

- Nachdem Sie in die beschriebene Position gegangen sind, dehnen Sie sich zunächst passiv langsam immer mehr, bis Sie auf dem noch positiven Schmerzlevel angekommen sind (Passivdehnung).
- Atmen Sie dabei möglichst tief und bewusst ein und aus.
- Wenn das Dehnungsgefühl nachlässt, weil Ihre Muskeln und Faszien nachgeben, steigern Sie – am besten jeweils beim Ausatmen – Stückchen für Stückchen die Dehnung.
- Dehnen Sie sich so 30 Sekunden lang.

Schritt 2 – Gegenspannen

- Anschließend spannen Sie für 10 Sekunden zunehmend so stark wie möglich mit Ihren Muskeln gegen die Dehnung an, und zwar genau dort, wo Sie den Dehnungsschmerz am meisten spüren. Dieses Gegenspannen soll als Maximalkrafttraining ausgeführt werden, da die Ergebnisse desto besser sind, je größer die Kraft ist, mit der Sie gegenspannen. Der einzige Grund, das Gegenspannen zu begrenzen, wäre, dass der Schmerz über die auf **Seite 64** angesprochene Grenze hinausgehen würde.
- Beim Gegenspannen darf keine Bewegung stattfinden – das nennt man isometrisch.
- Anschließend dehnen Sie sich für weitere 20 Sekunden, wobei Sie die Dehnung wieder konsequent weiter steigern.
- Dieses Gegenspannen mit dem anschließenden Vertiefen der Dehnung wiederholen Sie noch zweimal.

Schritt 3 – Aktivdehnung in derselben oder in einer neuen Position

- Anschließend nehmen Sie die veränderte Position ein. Oder Sie ziehen sich noch einmal für 10 Sekunden mit aller Kraft – auch wieder mit Ihrer Maximalkraft – aktiv in die Dehnung (Aktivdehnung).

Sanftere Vorstufen

Je nach Ihrem Zustand und abhängig davon, wie gewohnt körperliche Übungen solcher Art für Sie sind, kann es sein, dass die komplette Übungsabfolge zu Beginn noch zu anspruchsvoll ist. Nachfolgend finden Sie deswegen einige Vorstufen, die auch schon deutliche Wirkungen entfalten, dabei aber wesentlich einfacher durchzuführen sind.

- **Einfachste Ausführung:** Gehen Sie in die beschriebene Position und dehnen Sie sich über einen Zeitraum von 2,5 Minuten zunehmend passiv. Im Grunde weiten Sie Schritt 1 der kompletten Ausführung auf diesen längeren Zeitraum aus. Während dieser Übungszeit atmen Sie möglichst tief ein und aus und steigern – vorzugsweise beim Ausatmen – die Dehnung immer weiter, ohne die Grenze zu übersteigen, bei der der Schmerz belastend wird.

- **Zweite Vorstufe:** Üben Sie Schritt 1 für 1 Minute. Machen Sie dann Schritt 2, spannen Sie aber mit steigender Kraft nicht nur 10 Sekunden, sondern 30 Sekunden lang zunehmend dagegen. Steigern Sie die Dehnung anschließend noch einmal für 1 Minute zunehmend. Bleiben Sie wie immer beim gewohnten Intensitätsgrad.
- **Dritte Vorstufe:** Beginnen Sie wie in der zweiten Vorstufe mit Schritt 1 für 1 Minute. Machen Sie dann Schritt 2 und spannen Sie mit steigender Kraft 30 Sekunden lang zunehmend dagegen. Steigern Sie die Dehnung anschließend noch einmal für 30 Sekunden zunehmend.
  Führen Sie im Anschluss daran für 30 Sekunden Schritt 3 (die Aktivdehnung, siehe **Seite 88**) durch. Bleiben Sie auch hier beim hohen Intensitätsgrad.

BEIDSEITIG ÜBEN? WIE LANGE WEITERÜBEN?

Auch wenn sich die Nackenschmerzen nur auf einer Seite bemerkbar machen, absolvieren Sie unsere speziellen Übungen zur Dehnung und Kräftigung ab **Seite 90** immer beidseitig. Nur wenn die Zeit knapp ist oder Sie bemerken, dass bei einer Übung eine Seite einen viel befreienderen Einfluss hat als die andere, können Sie diese Seite öfter üben.

Üben Sie nicht nur, bis Sie schmerzfrei sind, sondern solange Sie Ihre anderen individuellen Bewegungsgewohnheiten beibehalten. Denn wenn Sie diese nicht ändern, dürfen Sie auch die Übungen nicht ändern. Ihnen sollte immer bewusst sein, dass Sie mit diesen Übungen Ihren Bewegungsalltag stets aufs Neue wieder ausgleichen.

Nur wenn Sie Ihre Sportart wechseln, von einem Auto mit Schaltgetriebe auf Automatik wechseln oder statt im vierten Stock im Erdgeschoss wohnen, können Sie Ihre Übungen ändern oder vielleicht auch teilweise weglassen. Die genaue Handlungsanweisung dazu liefert Ihnen Ihr Körper – mit Schmerzen.

WIE VIEL ZEIT EINPLANEN?

Planen Sie für Ihre Dehnübungen 6-mal pro Woche etwa 10 bis 15 Minuten ein. Wenn Sie merken, dass Sie mit einer Viertelstunde nicht hinkommen, etwa weil zu Beginn der Positionswechsel zu lange dauert, dann verteilen Sie die Übungen auf zwei Tage, üben also jede Übung nur 3-mal pro Woche. Alternativ können Sie auch die wichtigsten Übungen 6-mal wöchentlich machen und andere, die Ihnen leichter fallen, nur 3-mal wöchentlich. Eins steht fest: Je länger Sie die Übungen praktizieren, desto sicherer werden Sie in Ihrer Einschätzung.

ENGPASSDEHNUNGEN – NACKEN BEUGEN

Diese Übung ist eine der beiden wichtigsten, um den Nacken von den jahrzehntelang aufgestauten Spannungen zu befreien – und sie ist so einfach!

GRUNDÜBUNG

- **Position:** Setzen Sie sich aufrecht und gerade und ziehen Sie Ihr Kinn möglichst weit zum Kehlkopf. Greifen Sie mit den Fingern beider Hände an den oberen Hinterkopf und ziehen Sie Ihren Kopf nach vorne unten und gleichzeitig mit der Kraft Ihres Nackens die Mitte Ihrer Halswirbelsäule nach hinten oben, bis Sie eine leichte Dehnung im Nacken oder direkt an der Halswirbelsäule spüren. Bleiben Sie in der Brustwirbelsäule während der gesamten Übung ganz gerade.
- **Dehnen:** Steigern Sie den Zug nach vorne unten langsam immer weiter und unterstützen Sie dies zusätzlich aktiv dadurch, indem Sie Ihr Kinn zum Kehlkopf bzw. die Mitte Ihrer Halswirbelsäule nach hinten oben ziehen. Ihr Rücken bleibt weiter gerade.
- **Gegenspannen:** Halten Sie Ihren Kopf in der erreichten Position fest, während Sie ihn mit möglichst viel Kraft gegen die haltenden Hände nach hinten oben ziehen. Stoppen Sie diese Kraft behutsam. (1)
- **Aktivdehnung:** Lösen Sie die Hände vom Kopf und ziehen Sie aktiv den Kopf noch einmal so weit wie möglich nach vorne unten. Bleiben Sie dabei im Rücken völlig gerade und versuchen Sie, mit ebenso viel Anstrengung Ihr Kinn weiter zum Kehlkopf zu ziehen. (2)
- **Erweiterte Aktivdehnung:** Legen Sie sich mit aufgestellten Knien auf den Rücken, greifen Sie mit den Fingerspitzen erneut ans hintere obere Kopfende, sodass Ihr Hinterkopf weiterhin auf dem Boden aufliegt. Ziehen Sie mit aller Kraft Ihr Kinn in

1

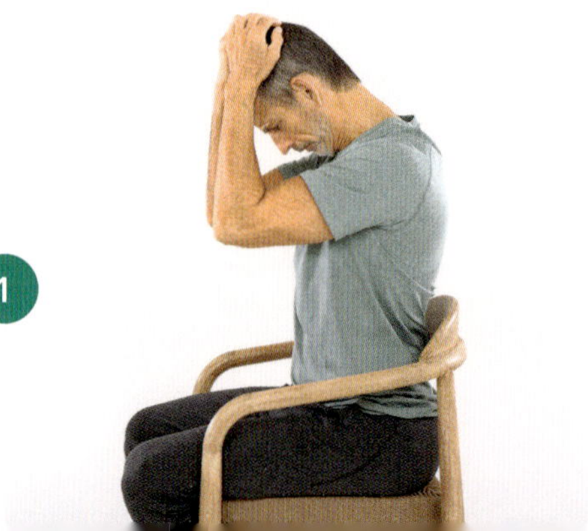

2

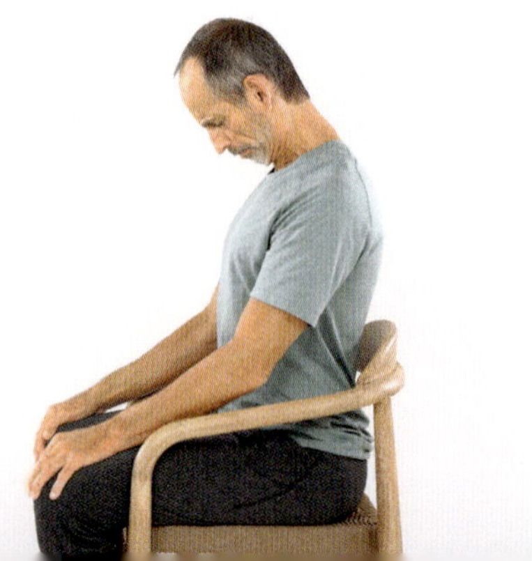

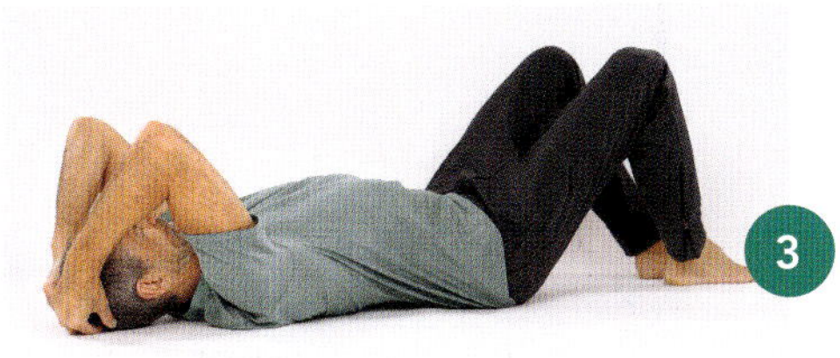
3

Richtung Kehlkopf und helfen Sie mit den Fingern Ihrem Kopf dabei, sich entsprechend nach vorne zu drehen. Versuchen Sie zusätzlich, mit der Halswirbelsäule und mit der Lendenwirbelsäule so nah wie möglich an den Boden zu kommen. (3)

VARIANTE A

- Legen Sie Ihren Kopf möglichst weit oben in die Schlaufe, sodass sie gerade nicht abrutschen kann. Ziehen Sie jetzt so an der Schlaufe, dass Sie Ihrem Kopf helfen, in die Position der erweiterten Aktivdehnung zu kommen. Der Kopf darf aber nicht vom Boden abheben. (4)

VARIANTE B – FEHLHALTUNG DER HWS UND BWS AUSGLEICHEN

- Machen Sie die gleiche Übung, aber unterlegen Sie Ihre Brustwirbelsäule dort, wo sie am stärksten gekrümmt ist, mit dem Rückenretter in einer Höhe, die die Krümmung so stark wie möglich mindert. So arbeiten Sie gleichzeitig der Überstreckung der Halswirbelsäule und der zu starken Krümmung der Brustwirbelsäule entgegen. (5) Nutzen Sie diese Variante auch, wenn Sie in der Rückenlage den Kopf nur ablegen können, wenn Sie Ihre Halswirbelsäule stark überstrecken.
- Heben Sie Ihren Kopf nun so weit vom Boden weg, wie es nötig ist, um Ihr Kinn Richtung Kehlkopf ziehen zu können.
- Legen Sie Ihren Kopf in der korrigierten Position der Halswirbelsäule jeden Tag ein bisschen näher zum Boden ab. Irgendwann, je nach Dauer und Intensität der Fehlhaltung kann das aber Monate oder sogar einige Jahre dauern, liegt er dann auf, obwohl Sie nicht überstreckt sind.

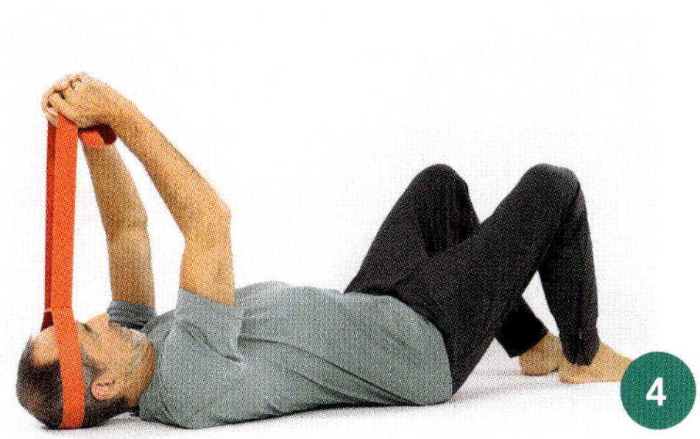
4

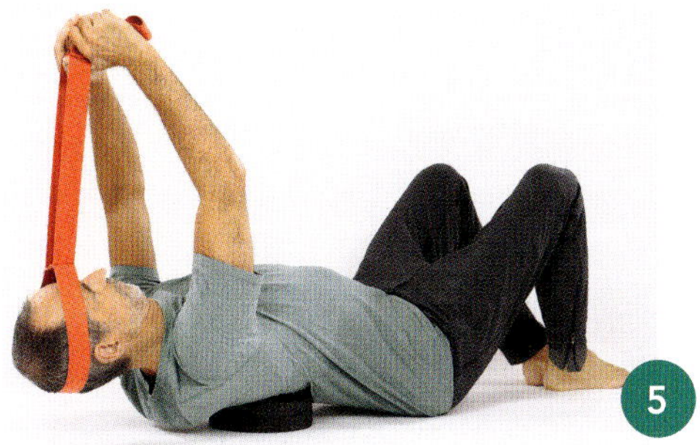
5

DEHNEN UND ZUGLEICH DRÜCKEN MIT DEM NACKENRETTER

Für den Bereich der Halswirbelsäule haben wir ein effizientes Hilfsmittel für leichteres Üben entwickelt: den Nackenretter.

Seit vielen Jahren entwickeln wir Übungen, mit denen Sie sich als Patient dauerhaft selbst von Ihren Schmerzen befreien oder diesen effektiv vorbeugen können. Unser Ziel ist dabei, Ihnen das Umtrainieren Ihrer Muskeln und Faszien so leicht und bequem wie möglich zu machen. Konkret bedeutet das: größtmögliche Wirksamkeit in kürzestmöglicher Zeit bei geringstem mentalen und körperlichen Aufwand.

Unser Nackenretter ist wie alle unsere Hilfsmittel **(siehe Seite 70 f.)** eine echte Innovation und macht es viel leichter, die Anspannungen und Schmerzen im Nackenbereich zunehmend in den Griff zu bekommen und letztlich völlig zu beseitigen.

Die wichtigste Rolle für die Schmerzfreiheit spielen natürlich die Übungen. Sie sind die Basis für dauerhafte Schmerzfreiheit, die bis dahin fest im Körper »eingebaut« ist. Was uns Menschen nämlich immer wieder im Weg steht, ist unsere »genetisch installierte Faulheit«, ein jahrmillionenaltes Energiesparprogramm unseres Körpers, das uns unentwegt zuflüstert: »Streng dich nicht an, spar deine Kraft!« Mit unserem Nackenretter können Sie genau das: faul sein, Kraft und Anstrengung sparen. Sie können sich unterhalten, lesen, fernsehen und quasi nebenbei ohne zusätzlichen Zeitaufwand intensiv dehnen lassen. Der Nackenretter ersetzt zwar nicht unsere anderen Übungen, aber er erleichtert Ihnen sehr, sich einen wohltuend freien Nacken anzutrainieren. Mit seiner Hilfe werden die verkürzten, viel zu hoch angespannten Muskeln und Faszien – das Brett im Nacken – wieder lang und geschmeidig genug, um sich wohl und entspannt zu fühlen.

DIE NACKENMUSKELN AUFDEHNEN

Die Schmerzen im Nacken wegzutrainieren, geht schnell. Die Nackenmuskeln wieder in ihren physiologischen Bestzustand zu bringen und wieder eine optimale Haltung zu bekommen, ist dagegen richtige Arbeit, bei der unser Nackenretter eine perfekte Hilfe ist. Das Geniale ist, dass Sie sich gleichzeitig dehnen und drücken können. Ja, Sie haben richtig gelesen: Diese beiden Effekte nutzen Sie mit dem Nackenretter gleichzeitig. Das beschleunigt den Weg natürlich sehr. Während über die Alarmschmerzrezeptoren, die gedrückt werden, Ihre Nackenmuskeln im Gehirn entspannen, werden Sie gleichzeitig in die Länge gezogen und gedehnt.

- **Selbsttest:** Legen Sie sich auf den Rücken und den Kopf gerade ab, sodass Sie das Kinn bis dicht an den Kehlkopf ziehen können. Gelingt Ihnen das, ist alles noch im grünen Bereich, eventuelle Schmerzen und Verspannungen werden schnell beseitigt sein. Müssen Sie Ihren Nacken überstrecken, um den Kopf ablegen zu können, ist es höchste Zeit, mit dem »Nackenpflegeprogramm« zu beginnen. Sie können Ihren Kopf trotz maximaler Streckung nicht ablegen? Alarm! Vielleicht leiden Sie auch schon an Schwindel, das wäre kein Wunder. Fangen Sie dringend an, sich um Ihr Problem zu kümmern. Die Schmerzen werden Sie relativ schnell in den Griff bekommen, der Rest ist harte Arbeit, aber der Nackenretter nimmt Ihnen sehr viel Arbeit ab. Effizienter geht es nicht.
- **Dehnen:** Beginnen Sie zunächst nur mit dem Aufsatz des Nackenretters. Legen Sie Ihren Kopf so auf ihm ab, dass Sie mit dem Bereich des unteren Schädelrandes aufliegen und die Bereiche, die Sie bei der Light-Osteopressur bearbeitet haben, jetzt einfach durch das Gewicht des Kopfes gedrückt werden. Greifen Sie den Aufsatz und probieren Sie, diejenige Position zu finden, in der Sie am druckempfindlichsten sind. Versuchen Sie, Ihre Halswirbelsäule entspannt durchhängen zu lassen, und ziehen Sie Ihr Kinn unangestrengt zum Kehlkopf. Dann bleiben Sie einfach liegen und lassen das Drücken und die Dehnung geschehen. (1)
- Probieren Sie anschließend diese Übung mit dem ersten unterlegten Sockel. Fühlen Sie hinein: Wie empfinden Sie den Druck am Schädelrand? Finden Sie mehr empfindliche Stellen oder weniger? Spüren Sie mehr Dehnung im Nacken oder ist es zu viel? (2)
- Je nachdem, wie es mit einem untergelegten Sockelteil war, legen Sie nun beide Teile unter, sodass die höchste Stufe entsteht. (3) Probieren Sie wieder, ob Sie druckempfindliche Stellen spüren. Sind es andere, die auch empfindlich sind? Wie fühlt sich die Dehnung an? Greifen Sie den Nackenretter und optimieren Sie wieder die Position so, dass Sie möglichst viel Druckintensität und/oder Dehnung spüren.

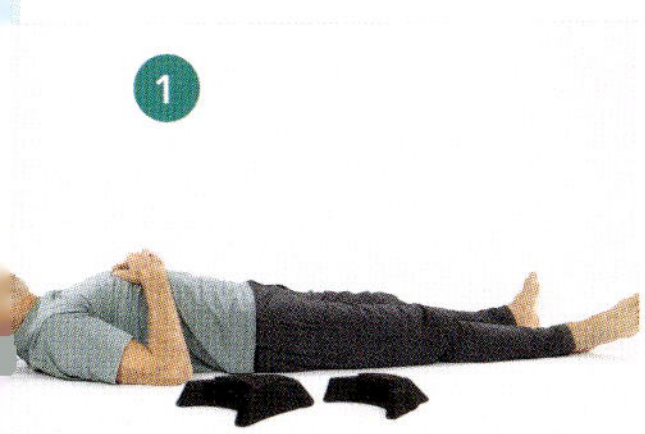

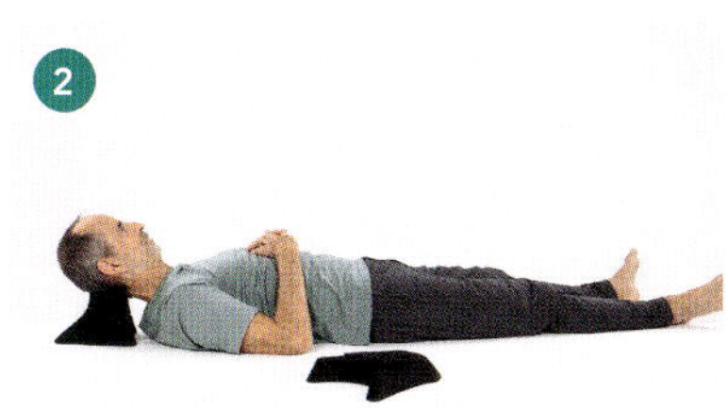

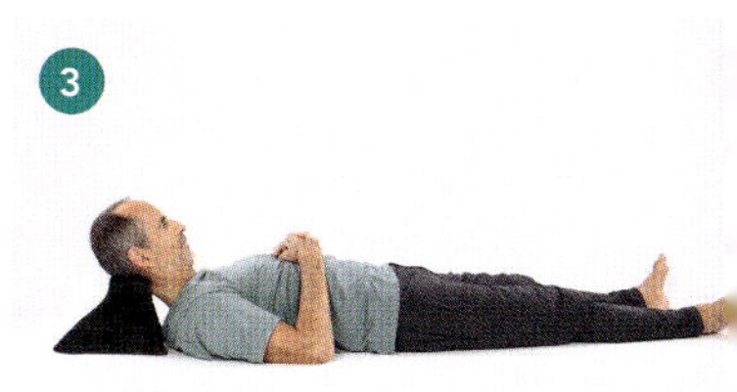

- Wenn Sie sich diesen Überblick verschafft haben, können Sie gezielt die Höhe wählen, in der Sie die höchste Druckintensität oder die meiste Dehnung spüren. Üben Sie in diesem Fall zuerst auf der Höhe, in der Sie die meiste Druckintensität spüren, um die Spannung der Muskeln herunterzuschalten. Anschließend üben Sie in der Höhe, in der der Sie die Dehnung mehr spüren. Doch egal, wie viel Sie spüren: Fangen Sie vorsichtig an und übertreiben Sie bei den ersten Malen nicht. Die Wirkung des Nackenretters ist sanft, aber gleichzeitig sehr intensiv und oft bemerken Sie die Auswirkung erst am nächsten Tag. Je öfter Sie üben, desto besser können Sie die Wirkung einschätzen.
- **Das Ablaufen der gesamten Linie:** Nach einigen Tagen werden Sie immer besser zurechtkommen und die Höhe kennen, die beim momentanen Zustand am besten funktioniert. Nun können Sie die Funktion des Nackenretters ausweiten – und zwar unabhängig von »Ihrer« Höhe: Beginnen Sie dazu, nachdem Sie einige Minuten gerade auf dem Nackenretter gelegen haben, Ihren Kopf vorsichtig zu drehen. (4 + 5) Sie werden bemerken, dass Ihre hintere Schädellinie immer weiter außen aufliegt, schließlich ist es der Knochen hinter dem Ohr. In den meisten Fällen passt die Rundung der Auflage perfekt zum Kopf, sodass Sie den Nackenretter nicht zu verschieben brauchen. Probieren Sie wieder, was Ihnen am besten tut, und greifen Sie nach hinten, wenn Sie Ihren Kopf drehen, oder ändern Sie die Position, um die Auflagestelle zu finden, an der Sie am meisten Druckintensität oder Dehnung spüren.

4

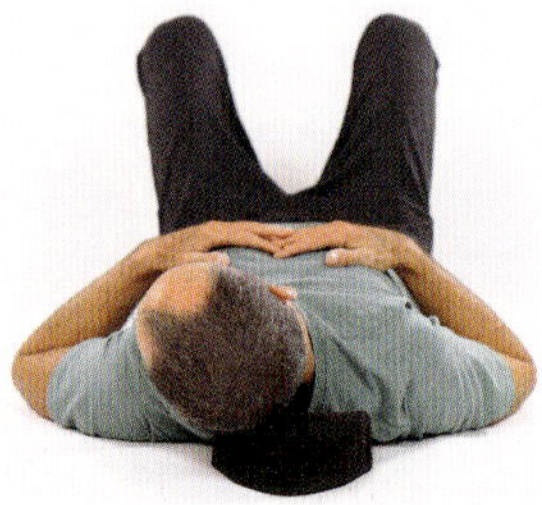

5

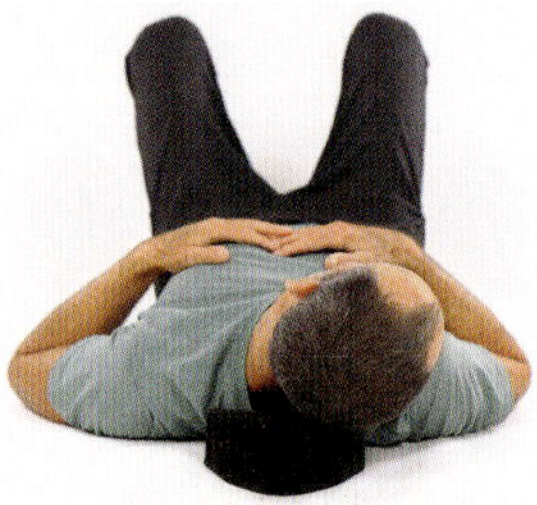

6

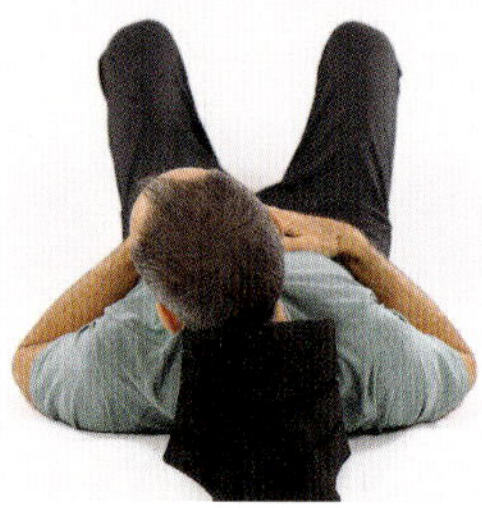

7

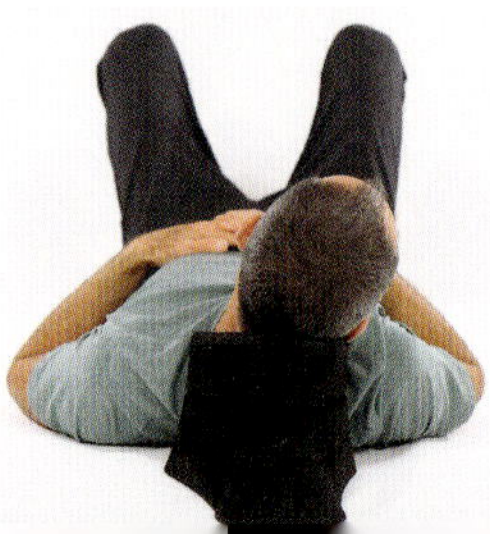

- Wenn Sie beim langsamen Drehen empfindliche Stellen spüren, halten Sie inne und warten einige Zeit, bis diese Stellen »herunterschalten«. »Rollen« Sie auf diese Art und Weise die gesamte hintere Schädellinie ab und ändern Sie auch immer mal wieder die Höhe der Position am Schädelrand, um neue empfindlichere Stellen oder intensivere Dehnungen zu finden. (6 + 7)
- **Krafttraining für Ihren Nacken:** Natürlich soll auch beim Üben auf dem Nackenretter das Krafttraining nicht zu kurz kommen. Denn im gedehnten Muskel zu kräftigen, vervielfacht die Flexibilität der Muskel-Faszien-Einheit. Außerdem lässt sie sich vor allem im Bereich des Nackens besser ansteuern. Ziehen Sie dazu den Kopf, während Sie das Kinn weiter Richtung Kehlkopf ziehen, gegen die Auflagefläche des Nackenretters. Die Zeit, die Sie isometrisch gegen die Auflagefläche spannen, kann dieselbe sein, die Sie bei den anderen Engpassdehnungen ohne Hilfsmittel nutzen, also von 10 bis etwa 30 Sekunden. Steigern Sie diese gegenspannende Kraft langsam, aber stetig, bis Sie Ihr persönliches Anstrengungsmaximum erreicht haben. Wie immer bleiben Sie dabei mit der Intensität des eventuell auftretenden Übungsschmerzes in dem Bereich, den Sie gerade noch gut ertragen können **(siehe Seite 63 f.)**.
- Um den ganzen Bereich des Nackens und Halses mit Kraft und Stoffwechsel zu versorgen, legen Sie die Finger beider Hände gegen die Stirn, spannen wie eben den Kopf erst gegen den Nackenretter, anschließend gegen die gegenhaltenden Finger. Versuchen Sie dabei, Ihr Kinn noch ein bisschen mehr zum Kehlkopf zu ziehen. Machen Sie dies mit langsamen längeren Anspannungen oder in schnellerem Wechsel.

ÜBUNGSZEIT

Üben Sie mit dem Nackenretter, wann immer Sie Lust haben oder die Notwendigkeit Sie dazu veranlasst. Kürzer als 2,5 Minuten sollten Sie aber nicht üben, sonst tun Sie zu wenig für die faszialen Anteile.

SPEZIALANWENDUNG MIT NACKEN- UND RÜCKENRETTER

- Probieren Sie die Höhe des Nacken- und des Rückenretters, legen Sie sich dann vorsichtig darauf – und lassen SIe die Schwerkraft Ihre Arbeit tun, während Sie sich ausruhen, lesen oder fernsehen. (8)

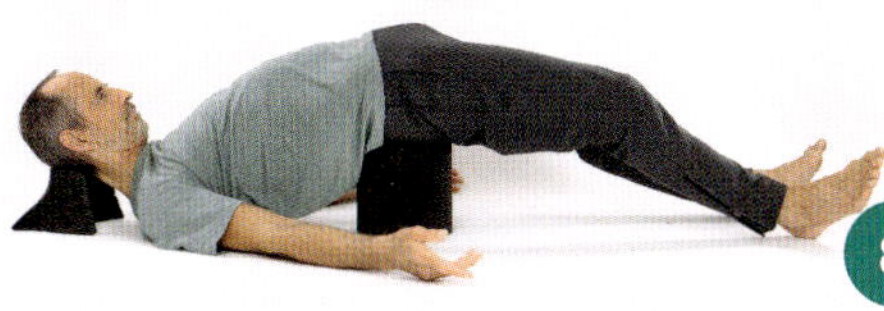

8

STRECKER DER GESAMTEN WIRBELSÄULE DEHNEN

So wichtig, weil sich dort die gesamten reaktiven Gegenspannungen ansammeln, die meist durch das Sitzen verursacht werden – vom unteren Hartspannrücken bis zum Brettnacken.

GRUNDÜBUNG

- **Position:** Setzen Sie sich auf den Boden und nehmen Sie die Beine, in den Knien 90 Grad gebeugt und die Knie nach außen fallend, nach vorne, sodass die Fußsohlen so weit wie möglich gegeneinanderstehen. Greifen Sie mit der einen Hand beide Fußspitzen und mit der anderen den oberen Hinterkopf. Ziehen Sie nun mit der Hand an den Füßen Ihren Rumpf nach vorne, bis Sie die Dehnung im unteren Rücken spüren, und mit der anderen den Kopf nach unten, bis Sie die Dehnung im Nacken spüren. Versuchen Sie vor allem im unteren Rücken und im Nacken nachzugeben, weniger in der Brustwirbelsäule, vor allem wenn Sie zum Rundrücken neigen.
- **Dehnen:** Steigern Sie den Zug des Rumpfes nach vorne und den des Kopfes nach unten, bis Sie in der optimalen Intensität sind **(siehe Seite 63 f.)**, und halten Sie dieses Level in den Dehnphasen während der gesamten Übung.
- **Gegenspannen:** Spannen Sie erst so gegen die haltenden Hände an, als wollten Sie Ihren Rumpf nach hinten ziehen, und danach so, als wollten Sie den Kopf nach oben heben. Stoppen Sie diese Kraft behutsam. (1)

1

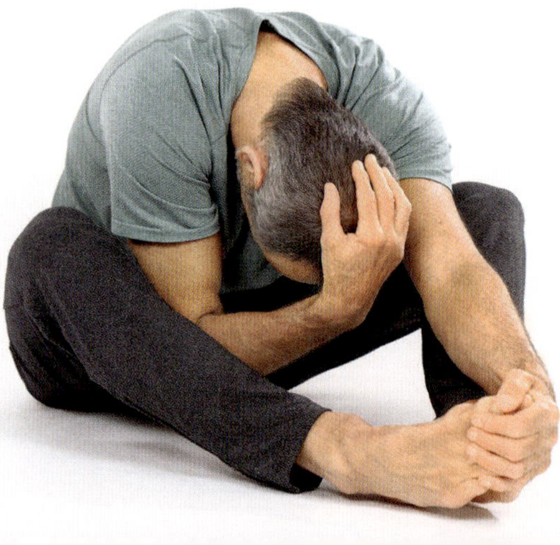

- **Aktivdehnung:** Lösen Sie die Hände vom Kopf und von den Füßen, halten Sie Ihre Arme nach vorne und ziehen Sie aktiv den Rumpf mit aller Kraft nach vorne und den Kopf etwas vorsichtig immer mehr nach vorne unten. (2)

ERWEITERTE AKTIVDEHNUNG

- Legen Sie sich mit aufgestellten Knien auf den Rücken, greifen Sie mit Ihren Fingerspitzen ans hintere obere Kopfende, sodass Ihr Hinterkopf weiterhin auf dem Boden aufliegt. Ziehen Sie mit aller Kraft Ihr Kinn in Richtung Kehlkopf und helfen Sie Ihrem Kopf mit den Fingern, sich entsprechend nach vorne zu drehen. Versuchen Sie zusätzlich, zuerst mit der Halswirbelsäule und dann mit der Lendenwirbelsäule so nah wie möglich an den Boden zu kommen. (3)

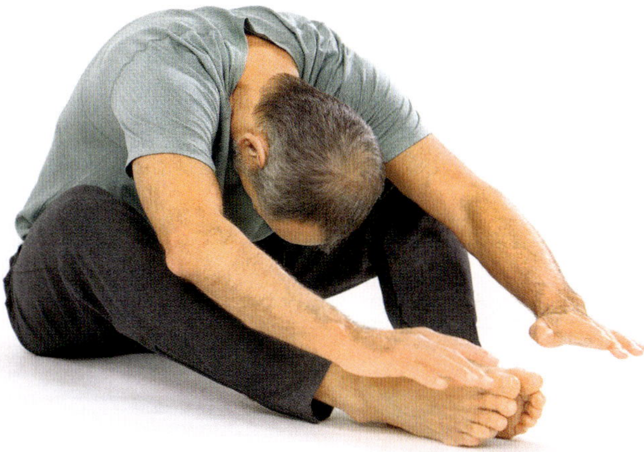

2

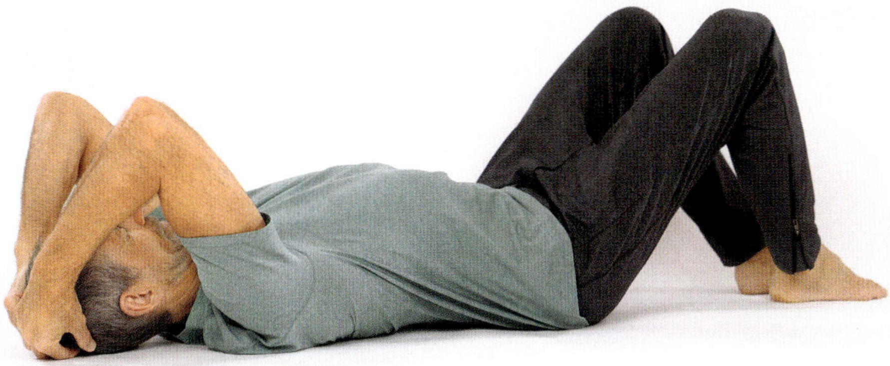

3

SEITLICHEN NACKEN DEHNEN

Diese Übung ist die zweitwichtigste für das Wohlgefühl Ihres Nackens. Der Einfluss des seitlichen Nackens geht bis zur Auslösung der Migräne – wir sagen dazu Migränestrang.

- **Position:** Setzen Sie sich mit geradem Rücken auf einen Stuhl und drehen Sie Ihren Kopf 45 Grad nach links. Beugen Sie Ihren linken Ellbogen und ziehen Sie Ihre Schulter maximal nach unten. Ziehen Sie Ihr Kinn zum Kehlkopf. Greifen Sie mit der rechten Hand über den Kopf und rutschen Sie so weit nach hinten, dass der Daumen am oberen Hinterkopf anliegt. Ziehen Sie nun den Kopf nach vorne rechts unten Richtung rechtes Knie, bis Sie die Dehnung hinten links im Nacken spüren.
- **Dehnen:** Ziehen Sie den Kopf weiter nach vorne rechts unten, bis in die richtige Intensität **(siehe Seite 63 f.)**. Halten Sie diese die gesamte Übung über. Achten Sie darauf, dass Ihr Rücken gerade bleibt.
- **Gegenspannen:** Spannen Sie den Kopf gegen die haltende Hand nach oben hinten links an. Stoppen Sie die Kraft behutsam. (1)
- **Aktivdehnung:** Lösen Sie die Hand vom Kopf und ziehen Sie ihn aktiv mit aller Kraft nach vorne rechts unten. (2)
- Dehnen Sie genauso auch die andere Seite.

1

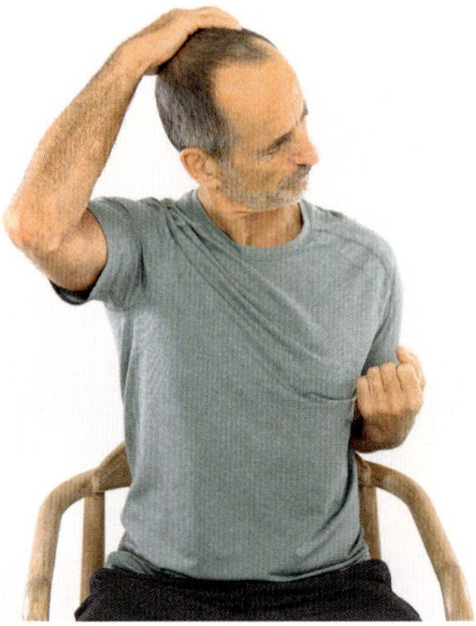

2

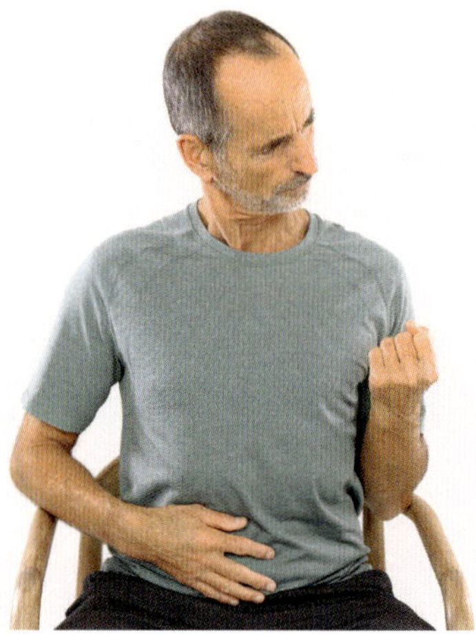

SEITLICHEN HALS DEHNEN

Diese Dehnung löst die Spannungen am seitlichen Hals auf. Neben dem Nacken befreit sie die Nerven und Gefäße dort, was die Versorgung des Kopfes fördert.

- **Position:** Setzen Sie sich mit geradem Rücken auf einen Stuhl. Beugen Sie Ihren linken Ellbogen und ziehen Sie Ihre Schulter maximal nach unten und Ihr Kinn zum Kehlkopf. Greifen Sie mit der rechten Hand über den Kopf, sodass der Mittelfinger das Ohr oben berührt. Ziehen Sie nun den Kopf nach rechts, bis Sie die Dehnung an der linken Halsseite spüren.
- **Dehnen:** Ziehen Sie den Kopf weiter nach rechts unten, bis Sie in der richtigen Intensität sind (**siehe Seite 63 f.**). Halten Sie diese Intensität in den Dehnphasen während der gesamten Übung. Achten Sie darauf, dass Ihr Rücken gerade bleibt.
- **Gegenspannen:** Spannen Sie Ihren Kopf gegen die haltende Hand nach oben hinten links an. Stoppen Sie diese Kraft behutsam. (1)
- **Aktivdehnung:** Lösen Sie die Hand vom Kopf und ziehen Sie ihn aktiv mit aller Kraft nach rechts unten. (2)
- Widerholen Sie die Übung genauso auch auf der anderen Seite.

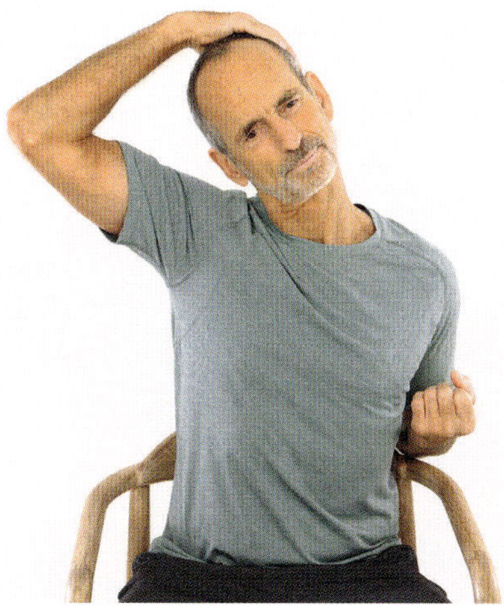

1

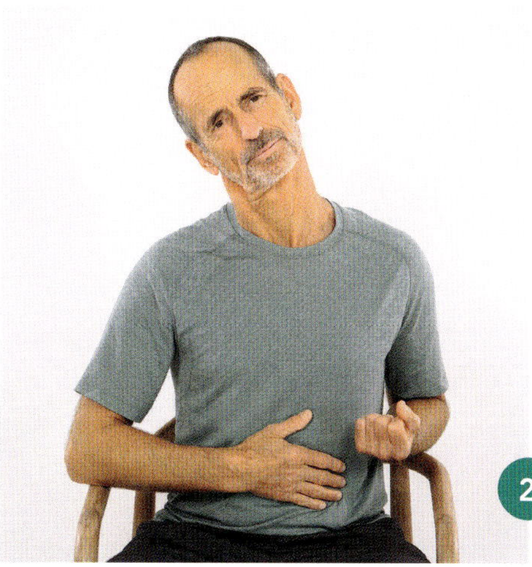

2

TIEFEN NACKEN UND ATLAS DEHNEN

Diese Dehnung ist sehr intensiv und löst Spannungen der tiefen Nackenstrecker bis hin zu den Muskeln und Faszien im Bereich des Atlas. Gewöhnen Sie sich vorsichtig daran.

- **Position:** Setzen Sie sich mit geradem Rücken auf einen Stuhl. Ziehen Sie Ihren Kopf mit beiden Händen so weit nach vorne unten, bis Sie die Dehnung im Nacken spüren. Bleiben Sie dabei im Rücken gerade.
- **Dehnen:** Ziehen Sie den Kopf weiter nach unten, bis Sie in der richtigen Intensität sind **(siehe Seite 63 f.)**. Halten Sie diese Intensität in den Dehnphasen während der gesamten Übung und achten Sie darauf, dass Ihr Rücken weiterhin gerade bleibt. (1)
- Legen Sie nun Ihre linke Hand auf die rechte und halten Sie den Kopf mit der linken in Dehnung, während die rechte Hand nach unten geht. Beugen Sie Ihren rechten Arm und ziehen Sie die rechte Schulter maximal nach unten. Ziehen Sie nun Ihren Kopf mit der linken Hand immer mehr nach unten links. Auch hierbei bleibt der Rücken gerade.
- **Gegenspannen:** Spannen Sie Ihren Kopf gegen die haltende Hand nach oben rechts an. Stoppen Sie diese Kraft ganz behutsam. (2)
- **Aktivdehnung:** Lösen Sie die Hand vom Kopf und ziehen Sie ihn aktiv mit aller Kraft nach unten und nach links. (3)
- Wiederholen Sie den geamten Ablauf anschließend genauso auch auf der anderen Seite.

1

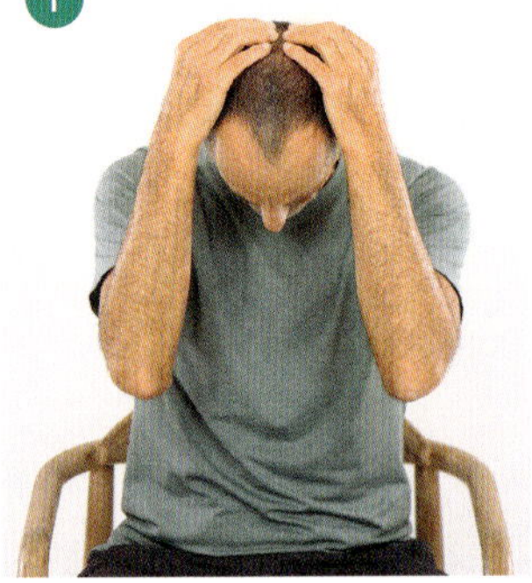

2

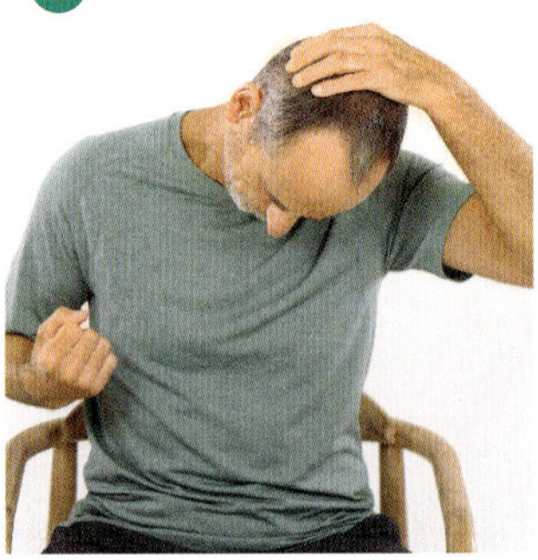

3

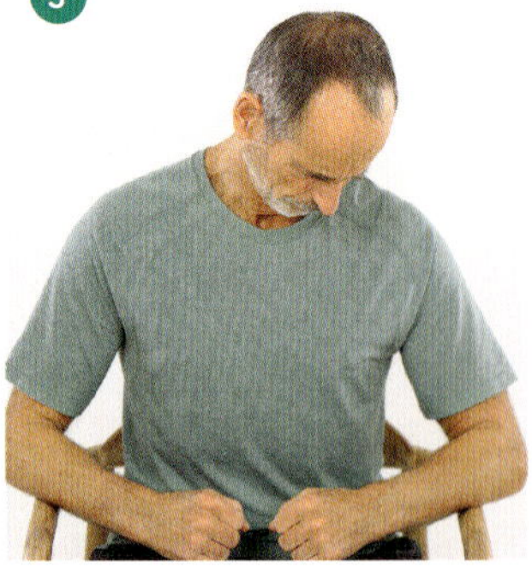

KOPF DREHEN

Wie wichtig diese Bewegung ist, merken wir meist erst dann, wenn wir sie nicht mehr ausführen können und beispielsweise Probleme haben, aus einer Parklücke hinauszufahren.

- **Position:** Setzen Sie sich mit geradem Rücken auf einen Stuhl. Ziehen Sie Ihren Kopf am Unterkiefer mit der linken Hand so weit nach links, bis Sie die Dehnung rund um Nacken und Hals spüren. Bleiben Sie dabei die ganze Zeit über im Rücken gerade.
- **Dehnen:** Ziehen Sie den Kopf weiter nach links, bis Sie in der richtigen Intensität sind **(siehe Seite 63 f.)**. Halten Sie diese Intensität in den Dehnphasen während der gesamten Übung. Achten Sie darauf, dass Ihr Rücken weiterhin gerade bleibt und Ihr Rumpf nicht mitdreht.
- **Gegenspannen:** Spannen Sie Ihren Kopf gegen die haltende Hand an, als wollten Sie ihn nach rechts drehen. Stoppen Sie diese Kraft behutsam. (1)
- **Aktivdehnung:** Lösen Sie die Hand von Ihrem Unterkiefer und ziehen Sie ihn aktiv mit aller Kraft nach links. (2)
- Wiederholen Sie diese Dehnung für die andere Seite.

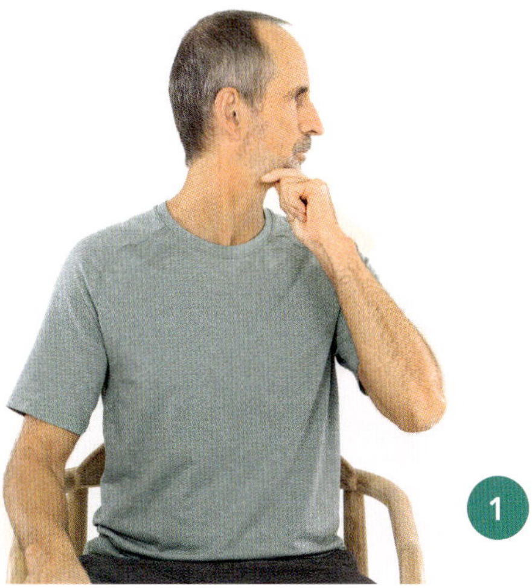
1

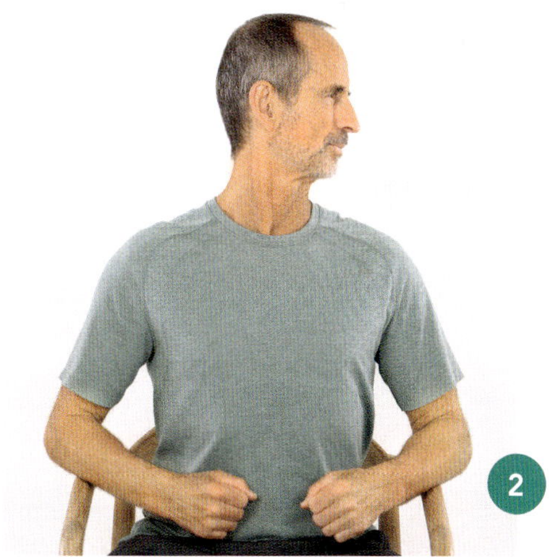
2

KOPF DREHEN UND ÜBERSTRECKEN

Diese Übung ist zunächst nicht leicht anzusteuern. Lassen Sie sich Zeit, um sich daran zu gewöhnen und immer mehr Freiheit im vorderen seitlichen Halsbereich herzustellen.

- **Position:** Setzen Sie sich mit geradem Rücken auf einen Stuhl und lehnen Sie sich an. Drehen Sie Ihren Kopf so weit wie möglich nach links. Legen Sie die Finger Ihrer rechten Hand an die rechte Schläfe und drücken Sie sich langsam immer weiter in die Überstreckung, bis Sie die Dehnung spüren (meist vorne am Hals rechts).
- **Dehnen:** Drücken Sie den Kopf weiter nach hinten, bis Sie in der richtigen Intensität sind (**siehe Seite 63 f.**). Halten Sie diese Intensität in den Dehnphasen während der gesamten Übung. Achten Sie darauf, dass Ihr Kopf gedreht bleibt und Ihr Rumpf sich nicht mitdreht.
- **Gegenspannen:** Spannen Sie Ihren Kopf gegen die haltende Hand an, als wollten Sie ihn nach vorne nehmen und nach rechts drehen. Stoppen Sie diese Kraft behutsam. (1)
- **Aktivdehnung:** Lösen Sie die Hand von der Schläfe und ziehen Sie aktiv den Kopf vorsichtig, aber intensiv in die Linksrotation und nach hinten. (2)
- Wiederholen Sie diese Dehnung für die andere Seite.

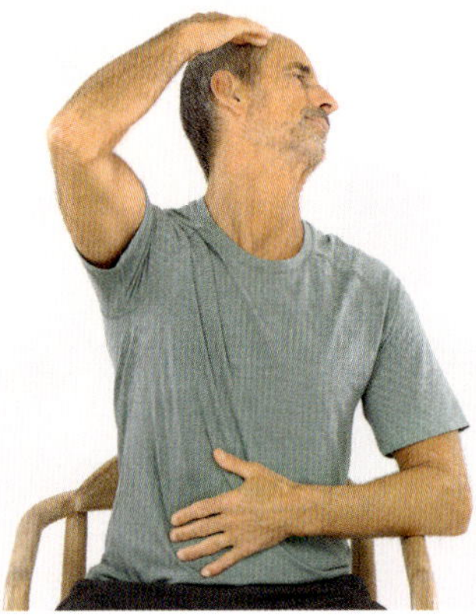

1

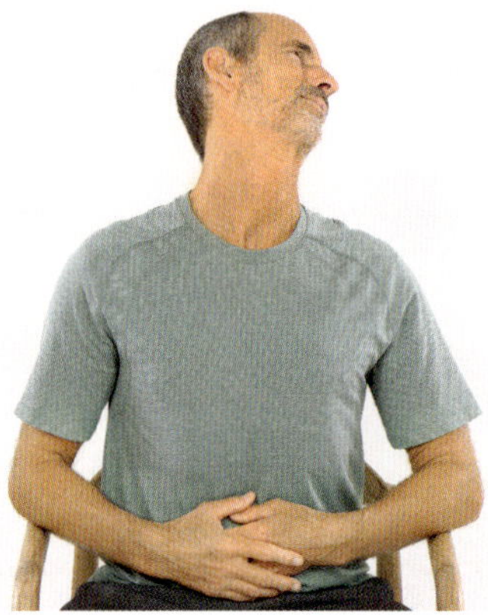

2

KOPF ÜBERSTRECKEN

Oft werden Nackeneinschränkungen auch durch die beugenden Muskeln an der Vorderseite ausgelöst. Damit räumt diese Übung auf! Gewöhnen Sie sich langsam und vorsichtig daran.

- **Position:** Setzen Sie sich mit geradem Rücken auf einen Stuhl und ziehen Sie Ihr Kinn maximal zurück und zum Kehlkopf. Unterstützen Sie diese Bewegung, indem Sie mit Zeige- und MIttelfinger gegen Ihr Kinn drücken. (1)
- Lehnen Sie sich an und legen Sie die Finger der anderen Hand an Ihre Stirn. Nun beginnen Sie, Ihren Kopf zunehmend nach hinten zu nehmen. Achten Sie aber darauf, dass Ihr Kinn beim zunehmenden Überstrecken so lange und so dicht wie möglich beim Kehlkopf bleibt – bis Sie zum Schluss den Kopf so weit wie möglich nach hinten oben drehen und die Dehnung spüren.
- **Dehnen:** Drücken Sie den Kopf weiter nach hinten, bis Sie in der richtigen Intensität sind (**siehe Seite 63 f.**). Halten Sie diese Intensität in den Dehnphasen während der gesamten Übung. Achten Sie dabei darauf, dass Ihr Hals möglichst weit mit nach hinten genommen wird. (2)
- **Gegenspannen:** Spannen Sie Ihren Kopf gegen die haltenden Finger nun so an, als wollten Sie ihn nach vorne nehmen. Stoppen Sie diese Kraft behutsam. (3)
- **Aktivdehnung:** Lösen Sie die Finger von Ihrer Stirn und dem Kinn und ziehen Sie aktiv den Kopf vorsichtig, aber intensiv, so weit es geht nach hinten.

1

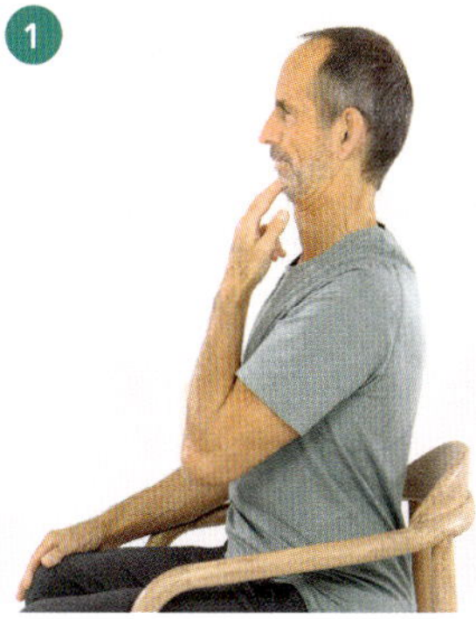

2

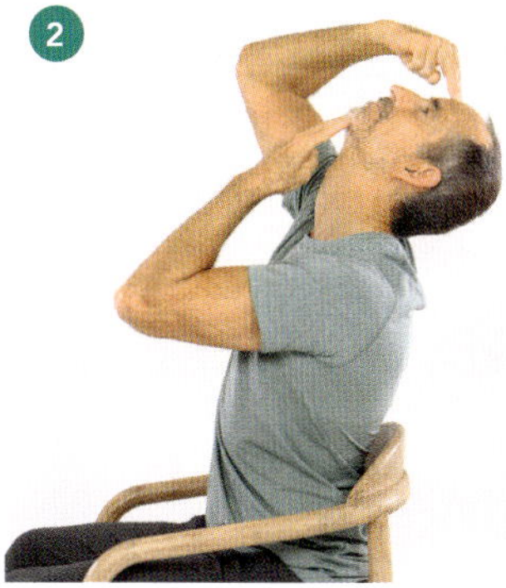

3

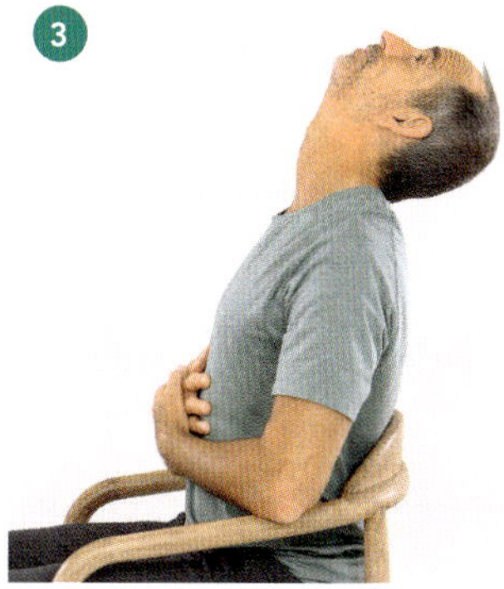

GROSSE BRUSTMUSKELN IN DER ECKE DEHNEN

»Ab in die Ecke« ist eine der besten Übungen, um sich im Brustbereich sofort viel freier zu fühlen. Und diese Freiheit vorne lässt gleichzeitig den Nacken hinten entspannen.

- **Position:** Stellen Sie sich vor eine Ecke und halten Sie Ihre Arme gestreckt 30 Grad ansteigend zur Seite. Gehen Sie so weit in die Ecke hinein, bis Ihre Hände die Wände berühren. Setzen Sie nun einen Fuß nach hinten und lehnen Sie sich mit dem oberen Brustbein voran immer weiter in die Ecke, bis Sie die Dehnung in der Brust, den Schultern und/oder den Armen spüren.
- **Dehnen:** Gehen Sie vorsichtig immer weiter mit dem Brustbein voran in die Ecke, bis Sie in der richtigen Intensität sind (**siehe Seite 63 f.**). Halten Sie diese Intensität in den Dehnphasen während der gesamten Übung.
- **Gegenspannen:** Spannen Sie beide Hände (Arme weiterhin gestreckt) gegen die Wände, als wollten Sie diese wegschieben. Stoppen Sie diese Kraft behutsam. (1)
- **Aktivdehnung:** Gehen Sie so weit aus der Ecke heraus, bis Ihre Hände nicht mehr an den Wänden sind, und ziehen Sie die Hände und die Arme mit aller Kraft nach hinten. Halten Sie dabei die 30-Grad-Winkel weiter ein. (2)

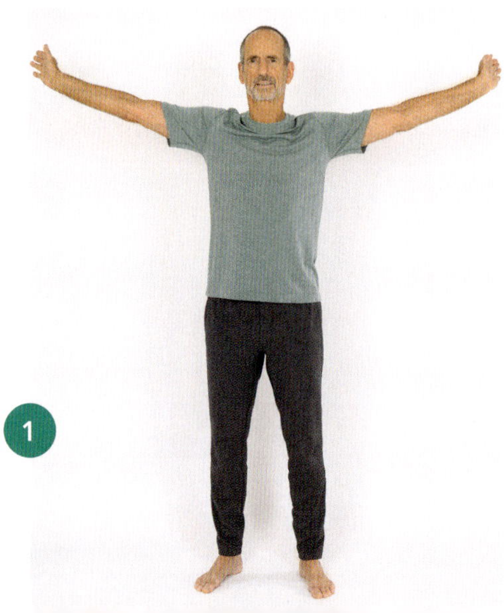
1

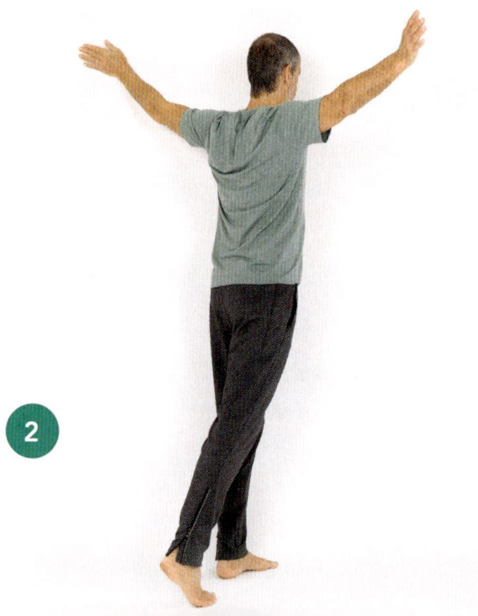
2

VORDERE HALS- UND RUMPFLINIE DEHNEN

Wenn Sie sich nicht nur im Hals-Nacken-Bereich, sondern im gesamten Rumpf wohler fühlen möchten, empfehlen wir Ihnen einmal täglich diese Übung. Sie gleicht das viele Sitzen aus.

- **Position:** Stellen Sie sich vor eine Wand und legen Sie Ihre Hände bei leicht gebeugten Ellbogen dagegen. Ziehen Sie Ihren Bauchnabel ein und bringen Sie Ihre Leisten nach vorne, sodass Ihr Hohlkreuz sich verringert. Schieben Sie jetzt – so weit wie möglich in dieser Beckenhaltung bleibend – Ihre Leisten nach vorne, bis Sie die Dehnung in den Leisten, den Hüften oder im Rücken spüren. Fügen Sie dann die Überstreckung Ihres Nackens und Kopfes zu der Dehnung hinzu.
- **Dehnen:** Gehen Sie vorsichtig immer weiter mit den Leisten voran in Richtung der Wand, drücken Sie Ihren Oberkörper wenn nötig zusätzlich nach hinten und überstrecken Sie Nacken und Kopf immer weiter, bis Sie in der richtigen Intensität sind (**siehe Seite 63 f.**). Stellen Sie sicher, dass Sie ausbalanciert stehen, und halten Sie diese Intensität in den Dehnphasen während der gesamten Übung, indem Sie so viel wie nötig weiter in die Dehnung gehen.
- **Gegenspannen:** Drücken Sie Ihre Arme und Hände mit der Kraft Ihres Bauches und der Hüften so gegen die Wand, als ob Sie diese nach schräg oben wegdrücken wollten. Stoppen Sie diese Kraft behutsam. (1)
- **Aktivdehnung:** Lassen Sie die Wand vorsichtig los, balancieren Sie sich aus, nehmen Sie die Arme dann möglichst gestreckt nach oben und etwas zur Seite und überstrecken Sie die Hüften, den Rumpf, Kopf und Nacken noch einmal mit aller Kraft. Ziehen Sie dabei Ihre Arme so weit wie möglich nach hinten. (2)

1

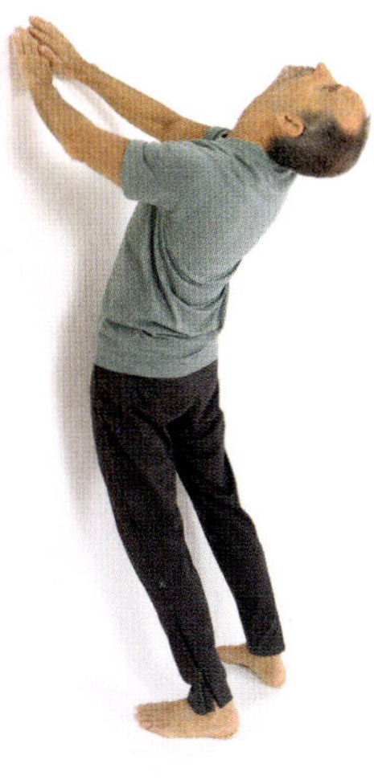

2

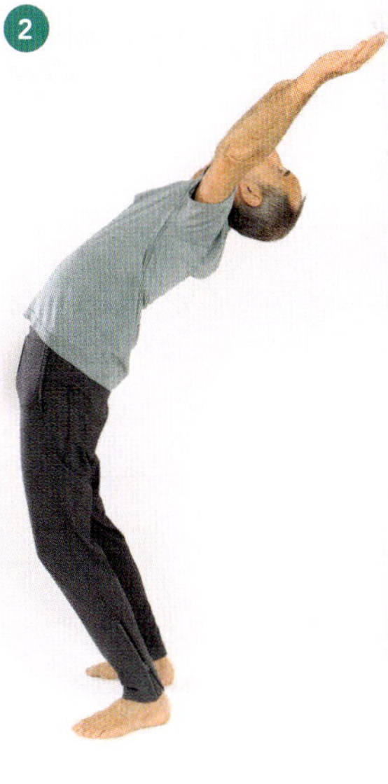

MIT DEM KIEFERRETTER DEN NACKEN ENTSPANNEN

Analog zum Nackenretter können Sie mit dem Kieferretter ganz nebenbei und ohne Mühe Ihren Kiefer entspannen und damit gleichzeitig Ihrem Nacken Gutes tun.

- **Position:** Platzieren Sie den Kieferretter zwischen die vorderen oberen und unteren Zähne, sodass Sie eine Dehnung im Kiefer spüren.
- **Dehnen:** Vergrößern Sie die Höhe des Kieferretters, bis Sie in der richtigen Intensität sind (**siehe Seite 63 f.**). Halten Sie diese Intensität, immer wenn Sie üben, indem Sie die Höhe des Kieferretters so viel wie nötig vergrößern.
- **Gegenspannen:** Spannen Sie mit aller Kraft gegen die weichen Korkflächen des Kieferretters an, als ob Sie den Mund schließen wollten. Stoppen Sie die Kraft behutsam. (1)
- **Aktivdehnung:** Öffnen Sie den Mund noch einmal mit aller Kraft so weit wie möglich. (2)

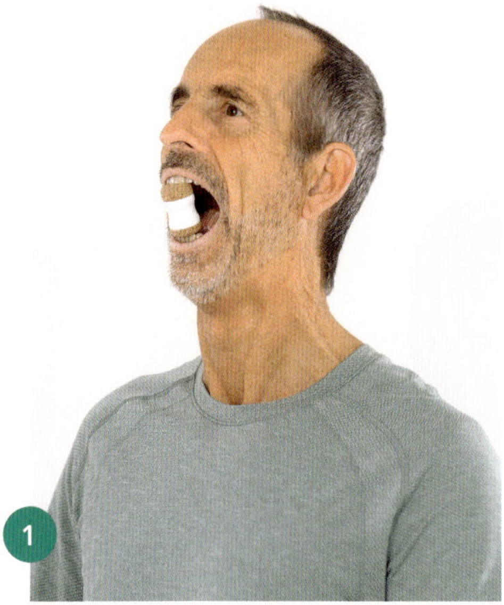
1

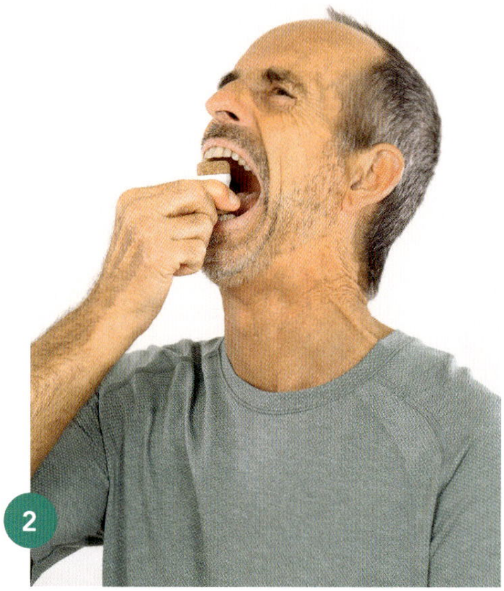
2

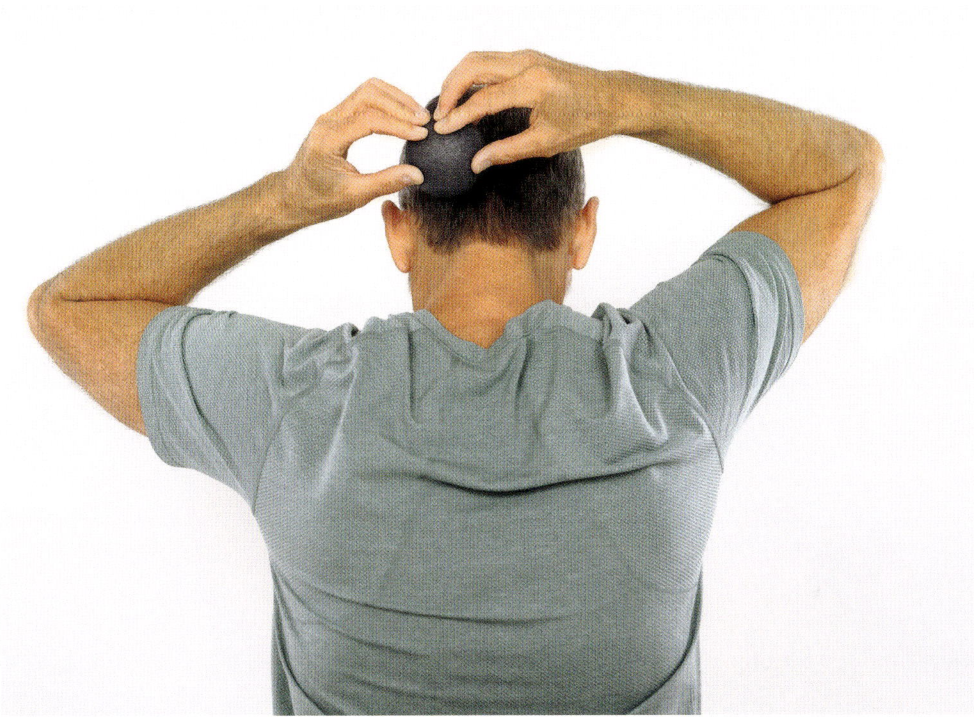

FASZIEN-ROLLMASSAGE

Wir haben unsere Faszien-Rollmassage vor allem deshalb entwickelt, um den Effekt der Dehn-Kräftigungs-Übungen zu unterstützen und Ihnen dabei zu helfen, diese noch besser auszuführen – und das gleich auf zwei Ebenen: Auf der einen Seite regt die Massage den Stoffwechsel in der Halswirbelsäule an, auf der anderen lässt sie Muskeln und Faszien entspannter und flexibler werden.

WIRKUNG AUF ZWEI EBENEN

Die erste Wirkungsebene ist die des Stoffwechsels. Wenn Sie Nackenschmerzen haben, dann ist das untrennbar damit verbunden, dass der Stoffwechsel in der Umgebung der Halswirbelsäule heruntergefahren ist, weil er direkt von der Muskelbewegung beeinflusst wird. Diese wirkt wie eine Pumpe und unterstützt den Blutkreislauf und das Lymphsystem

dabei, wichtige Nährstoffe zu den Zellen und Stoffwechselabfälle zurück zu den Ausscheidungsorganen zu bringen.
Wenn Bewegungsmangel und vor allem langes Sitzen den Alltag bestimmen, gerät dieses System mit der Zeit gehörig aus den Fugen. Sie können sich das wie einen Teich vorstellen, der einen viel zu geringen Zu- und Ablauf hat und in dem Schlingpflanzen (verfilzte Faszien) wuchern: Er wird immer mehr verdrecken und degenerieren. Vergleichbares spielt sich im Körpergewebe bei fehlender Bewegung und minimiertem Stoffwechsel ab.
Mithilfe unserer Faszien-Rollmassage regen Sie diesen Stoffwechsel gezielt wieder an. Dadurch, dass die Fasziengewebe ausgedrückt werden wie ein Schwamm, wird das »schmutzige Wasser« herausgedrückt und frisches kann aus dem Kapillarsystem nachfließen. Dadurch werden Stoffwechselabfälle (Zellreste, überschüssiges Eiweiß und andere abgelagerte Stoffe, die nicht ausgeschieden werden konnten) wieder »in Umlauf gebracht«, damit sie dorthin gelangen, wo der Körper sie verwenden, recyceln oder ausscheiden kann. Da bei Nackenschmerzen parallel der Knorpel und andere Bereiche in und um die Halswirbelsäule herum hungern, wollen wir Nährstoffe und Sauerstoff dorthin »schieben«, wo der Körper sie braucht, um zu reparieren, zu renovieren oder die Vorratsspeicher zu füllen. Je mehr Sie Ihren Nackenbereich wieder in Funktion bringen, desto mehr können unsere Übungen die Aufgabe übernehmen, für den optimalen Stoffwechsel zu sorgen.
Die zweite Ebene ist die der Muskeln und Faszien: Sie werden durch die Rollmassage zusätzlich entspannt und in Richtung zunehmende Flexibilität umstrukturiert. Durch die Faszien-Rollmassage werden sehr viele unterschiedliche Rezeptoren in den Muskeln, Faszien, Sehnen und an den Knochen aktiviert und geschaltet und dadurch eine deutlich spürbare zusätzliche Entspannung erreicht. Dieser entspanntere Zustand macht es Ihnen leichter, die korrekten Körperpositionen für die Übungen einzunehmen.

WAS IST DAS BESONDERE AN DER FASZIEN-ROLLMASSAGE?

Es gibt zwei Besonderheiten an der von uns entwickelten Faszien-Rollmassage. Die erste ist die Verwendung spezieller Rollen und Ku-

DAS BRAUCHEN SIE FÜRS ÜBEN

- 10 bis 15 Minuten Zeit und Ruhe.
- Je nach den Varianten, die Sie üben möchten, einen Platz auf festem Boden, eine Wand, an die Sie sich lehnen können, einen Stuhl oder ein anderes Sitzmöbel.
- Vor allem unser Faszien-Rollmassage-Set – oder alternative Hilfsmittel (**siehe Seite 70 f. und 112 f.**).

geln. Ihre Form und Festigkeit machen es überhaupt erst möglich, diejenigen Ergebnisse zu erreichen, die Sie sich wünschen. Mehr dazu erfahren Sie auf **Seite 112 f.**

Die zweite Besonderheit ist die spezielle Rolltechnik. Wir rollen immer in eine Richtung, nämlich in die Rückflussrichtung des Blutes, die auch die Richtung des Lymphflusses ist. Wir rollen sehr langsam und sehr fest. Wenn überhaupt, dann ist es nur so möglich, den Stoffwechsel »anzuschieben«. Denn die Zwischenzellräume sind so winzig, dass die Flüssigkeit nur eine Chance hat, wirklich »mitbewegt« zu werden, wenn der Strömungsdruck hoch genug und die Vorwärtsbewegung langsam genug ist.

Dieses sehr langsame Rollen hat noch einen weiteren wichtigen Vorteil: Es wirkt sich auf die Arbeit der Fibroblasten aus. Diese bauen wie »Spinnentierchen« die Faszien nach Bedarf um, indem sie Fäden wegnehmen, parallel hinzufügen, Bündel gestalten etc. Die Fibroblasten verändern also das Fasziengeflecht permanent (**siehe Seite 20**).

Wer ist der Baumeister, der den Fibroblasten vorgibt, was zu tun ist? Natürlich wieder einmal die Bewegung und die aus ihr resultierenden Belastungen. Steigt die Belastung, werden die Faszien verstärkt, sinkt sie, werden die Faszien abgebaut. Und jetzt wird es spannend. Finden nämlich bestimmte Bewegungen nicht mehr statt, werden manche Gelenkwinkel nicht mehr eingenommen, dann entartet die Faszie: Sie verfilzt – ähnlich wie

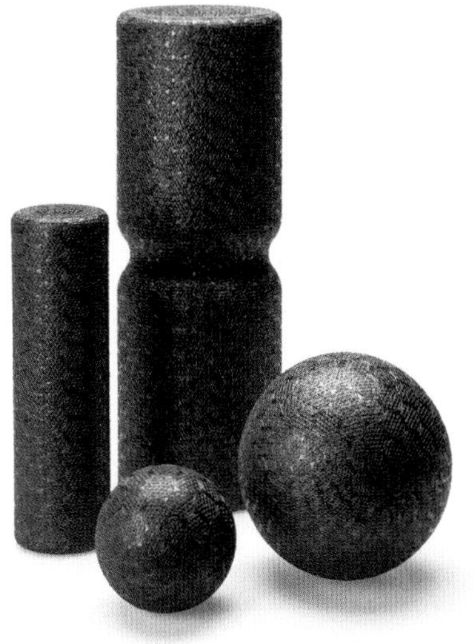

Unsere Faszienrollen und -kugeln sind weniger hart als andere Modelle und ermöglichen so bestmögliche Hilfe.

ein herrlich weicher, dehnbarer Wollpullover zu einem kratzenden, steifen Etwas mutiert, wenn er zu heiß gewaschen wird. Die wohlgeordnete, flexible Faszienstruktur, vergleichbar mit dem Gewebe einer hochelastischen Damenstrumpfhose, verfilzt zunehmend, verklebt und wird dadurch immer unnachgiebiger, steifer und fester.

Die Faszienforschung fand heraus, dass die Flimmerhärchen an den Fibroblasten eine mitgestaltende Wirkung besitzen. Die Winkelveränderung dieser Härchen, hervorgerufen durch die Zwischenzellflüssigkeit, welche die Fibroblasten umströmt, ist anscheinend ein Auftragssignalgeber. Man weiß, dass bei Winkelveränderungen dieser Flimmerhärchen von weniger als 30 Grad ein Fibroblast beginnt, Fasern abzubauen. Da wir sehr langsam rollen – und deswegen die Flimmerhärchen vermutlich in der langsamen Strömung nur wenig bewegt werden –, gehen wir davon aus, dass unser Rollen dazu beiträgt, dass überflüssige, verfilzte Fasern weggenommen werden. So kann die Faszie – auch in Verbindung mit den Übungen – viel schneller wieder in Richtung Flexibilität umgebaut werden. Da die Verfilzungen als überschüssige Fasern zu betrachten sind, resultiert aus deren Abbau keine Schwäche, sondern genau die richtige Widerstandsfähigkeit – so unser Erklärungsmodell.

SO WENDEN SIE DIE FASZIEN-ROLLMASSAGE AN

- Rollen Sie die in den folgenden Übungen angegebenen Bereiche in Richtung der gezeigten Pfeile. Mit der Mini-Rolle rollen Sie immer in eine Richtung. Mit der Mini-Kugel rollen Sie in kleinen Spiralen entlang einer vorgegebenen Linie. Dabei werden die Faszie und die Rezeptoren in diesem Bereich eher punktuell ausgedrückt und die Zwischenzellflüssigkeit wird gleichmäßig ringsum verdrängt.
- Bleiben Sie beim Rollen immer in Bewegung. Nur wenn Sie das Verlangen verspüren, den Druck länger an einer Stelle zu genießen, verweilen Sie so lange, wie es sich gut anfühlt und die Entspannung sich bemerkbar macht.
- Nehmen Sie sich am besten so viel Zeit, dass Sie so langsam wie möglich rollen können – kurz vor dem Stehenbleiben.
- Weder für die Dauer noch für die Häufigkeit gibt es eine Begrenzung. Da wir uns heutzutage viel weniger bewegen, als genetisch vorgesehen, können wir im Gegenteil nur hoffen, dass wir mit häufigem Rollen einigermaßen dicht an den Bereich herankommen, in dem unser Körper seine Gesundheit entfalten kann.
- Pressen Sie die Rolle oder Kugel, während Sie rollen, gegen den entsprechenden Körperbereich. Benutzen Sie dazu möglichst beide Hände. Nur so können Sie den Druck mit einer Hand halten, während die andere schon weiterwandert, um die Rolle weiterzubewegen. Ansonsten würden Sie den Druck beim Umgreifen unterbrechen und die beabsichtigte Verschiebewelle der Zwischenzellflüssigkeit würde zurückfluten.
- Behalten Sie immer die Kontrolle über die Höhe des Anpressdruckes, denn die durch das Rollen ausgelöste Schmerzintensität muss ja unter der Grenze liegen, ab der der Druck unangenehm wird (**siehe Seite 63 f.**), auch wenn das hier weniger wichtig ist als bei der Light-Osteopressur.

WARUM WIR DIE FASZIENROLLEN UND DRÜCKER ENTWICKELT HABEN

Wie der Nackenretter oder unsere anderen Hilfsmittel gewährleisten auch die Rollen und das Drücker-Set, dass Sie sich als medizinischer Laie selbst erfolgreich behandeln können.

Unser Ziel ist, dass immer mehr Menschen dazu in der Lage sind, sich selbst von ihren Schmerzen zu befreien. Unser erster Schritt dorthin war, Patienten und Schmerzleidenden unsere speziell dafür entwickelten Übungen beizubringen und diese im Laufe der Jahre aufgrund der dabei gemachten Erfahrungen immer weiter zu optimieren. Die Übungen müssen möglichst leicht nachvollziehbar und umsetzbar sein, dabei aber in kürzester Zeit die größtmögliche Wirkung – also Schmerzreduzierung – erzielen können. Dieses Prinzip übertrugen wir im nächsten Schritt auf die Faszien-Rollmassage und schließlich auf die Osteopressur.

DIE ENTSTEHUNG UNSERER SPEZIELLEN FASZIENROLLEN

Vor einigen Jahren begann der Boom mit den Faszienrollen im Zuge der Ergebnisse aus der Faszienforschung. Auch wir wollten natürlich unseren Schmerzpatienten damit helfen. Deshalb experimentierten wir mit den unterschiedlichsten Rollen, fanden aber, dass die meisten viel zu hart waren und die wenigen weichen, die es gab, zu weich. Außerdem hatten sie so große Durchmesser, dass man mit ihnen tendenziell über die Zwischenzellflüssigkeit hinwegrollt, statt diese zu verschieben. Ich (Roland) holte also mein Ingenieurswissen hervor und begann, Rollen und Kugeln zu entwerfen, die unseren Schmerzpatienten bestmöglich helfen würden.
Das Ergebnis war ein vierteiliges Set, bestehend aus zwei Rollen und zwei Kugeln von unterschiedlicher Größe. Form und Festigkeit der Rollen und Kugeln sind so konzipiert, dass sie die Anforderungen unserer Therapiemethode perfekt erfüllen.

Das Basis-Vierer-Set

- Die **Medi-Rolle** hat einen deutlich kleineren Durchmesser als herkömmliche Rollen. Ihre umlaufende Vertiefung macht es Schmerzpatienten erst möglich, in Bereichen hoher Empfindlichkeit trotzdem sehr festen Druck aufzubauen. Die Rolle ist für beste Ergebnisse an der Oberfläche zunächst weicher und wird nach innen hin immer fester.
- Die **Mini-Rolle** ist deutlich fester als die Medi-Rolle und dadurch in der Lage, auch

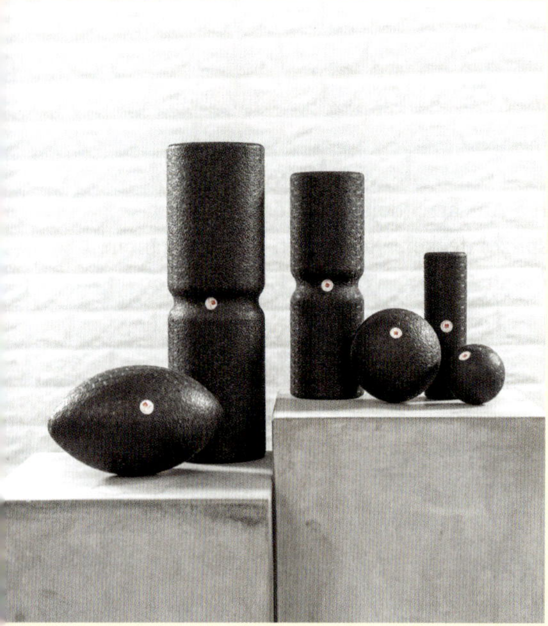

Unsere Faszienrollen (v. l.): hinten Maxi-, Medi- und Mini-Rolle, vorn Kugel-Rolle, Medi- und Mini-Kugel.

die Faszie an der Fußsohle oder auch im Kieferbereich bestmöglich »auszudrücken«, ohne die Knochenhaut zu sehr zu reizen.

- Die **Medi-Kugel** und die **Mini-Kugel** sind mit ihren Durchmessern für wichtige Bereiche des Kopfs, des Nackens und des Beckens optimiert.

Weitere Rollen

- Zusätzlich zum Vierer-Set haben wir zwei Ausführungen von Rollen entwickelt, um zeitsparend größere Flächen zu rollen und von einer neuen Rolltechnik zu profitieren:
- Die **Maxi-Rolle** hat – wie die Medi-Rolle – eine umlaufende Vertiefung, aber einen größeren Durchmesser und ist auch viel länger. Sie eignet sich für das Ausrollen der gesamten Rumpfbreite, auch bei schwereren und großen Menschen, ermöglicht das Rollen beider Beine gleichzeitig und kann auch bei extremer Empfindlichkeit genutzt werden, da sich der Druck mehr verteilt.
- Die **Kugel**- oder **Schaukel-Rolle** ist eine echte Innovation, da nur sie das »Schaukelrollen« ermöglicht. Bei dieser Technik kommt es zu einer zusätzlichen Verdrängung der Zwischenzellflüssigkeit, da sie die Eigenschaften der Rolle mit denen der Kugel kombiniert.

Die Faszien-Rollmassage ist fester Bestandteil unserer Therapie. Sie können, wenn Sie regelmäßig rollen, Ihre Übungen besser ausführen, haben Abwechslung und gerade Ältere absolvieren quasi nebenbei ein zusätzliches Beweglichkeits- und Ansteuerungstraining.

DIE ENTWICKLUNG UNSERES DRÜCKER-SETS

Immer häufiger erlebten wir bei der Osteopressurbehandlung, dass Patienten oder Begleitpersonen Interesse daran zeigten, sich selbst auf diese Weise behandeln zu können. Da das Drücken besser wirkt als Schmerzmittel und keinerlei negative Nebenwirkungen hat, entschlossen wir uns, eine für Laien umsetzbare Lightvariante der Osteopressur zu entwickeln.

Es wurde schnell klar, dass dafür ein Hilfsmittel notwendig war. Schon seit Jahren klagten sogar einige unserer Profis – die von uns zertifizierten Ärzte, Heilpraktiker und Therapeuten – darüber, dass ihre Fingerkraft teilweise nicht ausreiche. Wir mussten also etwas entwickeln, mit dem auch Laien eine Chance haben, die hohe Wirksamkeit des Drückens bei der Selbstbehandlung zu erreichen. Daraus entstand unser Drücker-Set, das es möglich macht, den Druck durch spezielle Aufsätze so zu erzeugen, dass der schmerzbefreiende Effekt ausgelöst wird. Obwohl für die Light-Osteopressur entwickelt, nutzen inzwischen auch von uns zertifizierte Ärzte und Therapeuten das Set, um Kraft zu sparen und bestimmte Bereiche besser mit Druck versehen zu können.

Das Drücker-Set

Es besteht aus zwölf Teilen:

- Der Kugelgriff liegt in der Handfläche, sodass der Druck durch den Arm erzeugt werden kann, nicht durch die deutlich schwächeren Finger. Der Kegelhalter ermöglicht den Einsatz der Schwerkraft beim Drücken am Boden.
- Drei verschiedene Formen der aufsteckbaren Aufsätze (Spitze, Rundspitze, Flachspitze) decken alle nötigen Druckvarianten für alle »Körperecken« ab. Jede Form ist in weich, mittel und hart vorhanden, sodass für alle individuellen Körperzustände die passende Festigkeit zur Verfügung steht.
- Auf einer Holzkonsole stehen die für die Light-Osteopressur benötigten Teile leicht erreichbar und geordnet zur Verfügung.

Inzwischen gibt es für Einsteiger auch ein Basis-Set, das nur den Kugelgriff und den Kegelhalter sowie drei Aufsätze in der mittleren Festigkeit enthält und dadurch deutlich preisgünstiger angeboten werden kann. Wenn Sie aber ernsthaft an Selbsthilfe mit maximaler Wirkung interessiert sind, empfehlen wir Ihnen das Komplett-Set.

Maximale Hilfe zur Selbsthilfe: Unser komplettes Drücker-Set für die Light-Osteopressur zu Hause.

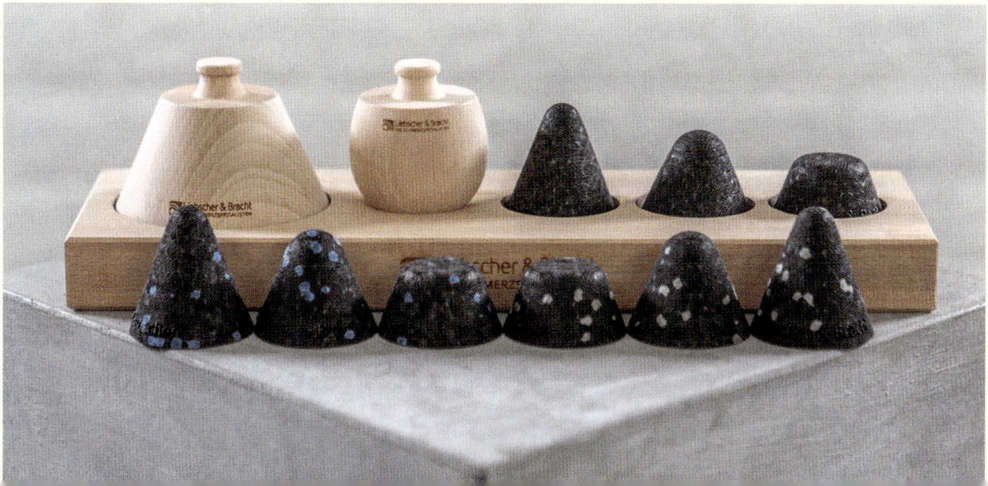

HALSWIRBELSÄULE

Vorsicht, Sie könnten süchtig werden! Viele Menschen wissen wahrscheinlich gar nicht, wie frei sich ein Nacken anfühlen kann und wie viel leichter dann das Denken fällt.

- **Womit wird massiert?** Mit der Medi-Rolle.
- **Massage:** Tasten und drücken Sie mit allen Fingern Ihren Hinterkopf ab, damit Sie wissen, wo der untere Schädelrand ist.
- Nehmen Sie die Medi-Rolle in beide Hände und setzen Sie sie etwas oberhalb der Schädelunterkante an, damit Sie auch die Ausläufer der am Schädel befestigten Muskeln rollen können. Greifen Sie die Medi-Rolle so eng wie möglich, damit Sie die Kraft der Hände direkt auf die Halswirbelsäule übertragen können. Achten Sie darauf, dass die Dornfortsätze genau in die Mulde der Rolle zu liegen kommen.
- Rollen Sie nun sehr intensiv nach unten. Dabei werden Sie etwa in der Mitte der Halswirbelsäule eine viel höhere Intensität spüren und den Druck entsprechend reduzieren müssen. Lassen Sie Ihren Nacken ganz entspannt, sodass Ihr Kopf durch den Druck der Rolle weit nach vorne in die Dehnung gezogen wird. (1)
- Rollen Sie so weit wie möglich nach unten und versuchen Sie, bis zur Gräte zu kommen. Ihre Kraft wird nachlassen, je weiter Sie nach unten kommen, aber Ihre Beweglichkeit wird von Mal zu Mal besser werden.
- Wenn Sie mehrere Male hintereinander rollen, können Sie leichte Winkelveränderungen vornehmen. Achten Sie aber darauf, dass die Dornfortsätze auch dann in der Mulde zu liegen kommen.

Massieren Sie mit der Mini-Rolle flächig die Halswirbelsäule nach unten.

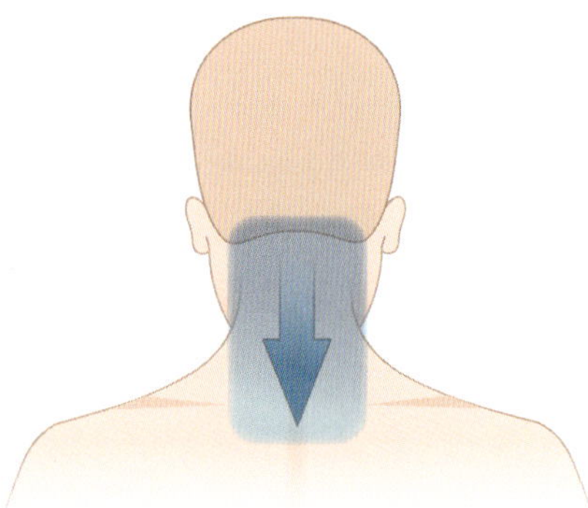

1

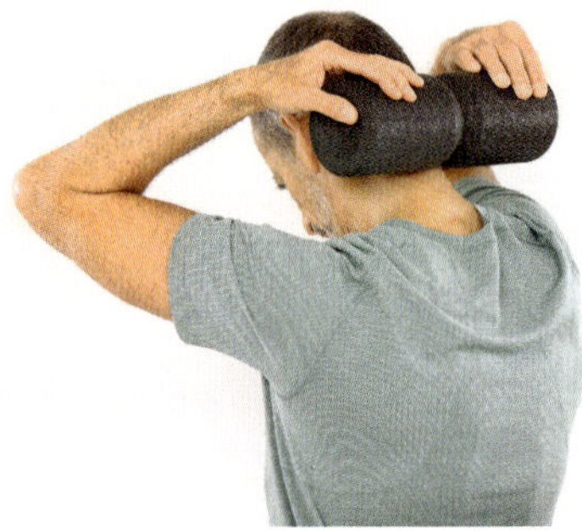

NACKEN

Unser seitlicher Nacken ist einer der größten Speicher für den sich auftürmenden unverarbeiteten Stress. Genießen Sie das Wohlfühlpotenzial, das Sie dort entfalten können.

- **Womit wird massiert?** Mit der Mini-Rolle.
- **Massage:** Drehen Sie den Kopf ungefähr 45 Grad nach rechts und beugen Sie ihn dann mit der Schläfe voran etwas nach links vorne unten.
- Nehmen Sie die Mini-Rolle in beide Hände und setzen Sie sie diagonal von hinten seitlich rechts so an, dass Sie am Knochen hinter dem rechten Ohr und dem hinteren Schädelrand beginnen.
- Rollen Sie am seitlichen Nacken nach unten Richtung Schulterblatt. Probieren Sie auf dem Weg nach unten immer wieder aus, ob leichte Winkelveränderungen mehr Intensität erzeugen. (1)
- Versuchen Sie bei jedem Üben, noch weiter und mit immer stärkerem Druck nach unten zu rollen. Mit zunehmendem Training können Sie diese Kraft immer mehr aufbringen und auch direkt am oberen Schulterblatt immer mehr Rolleffekte erzeugen. Das zeigt immer mehr Wirkung!
- Wiederholen Sie diese Faszien-Rollmassage anschließend auf der linken Seite.

Massieren Sie mit der Mini-Rolle den seitlichen Nacken zum Schulterblatt herab.

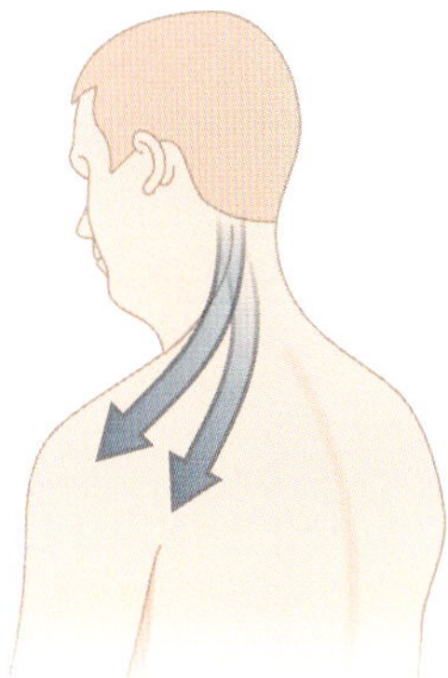

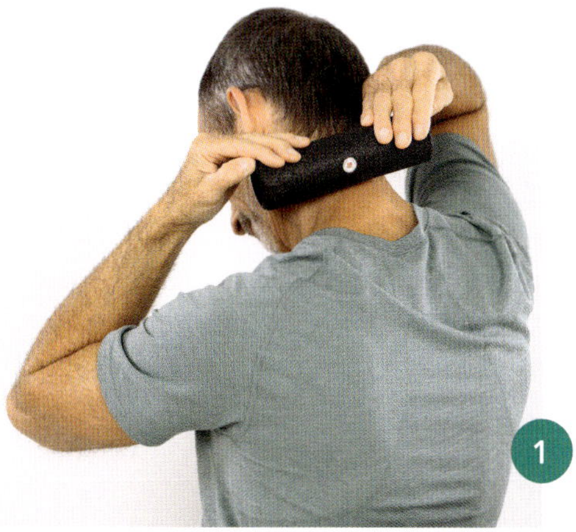

BRUSTBEINRAND UND SCHLÜSSELBEIN

Hier laufen sehr viele Fasern des großen Brustmuskels ein, der bei fast allen drastisch verkürzt ist. Ihn zu entspannen befreit reaktiv den Nacken und gesamten oberen Rücken.

- **Womit wird massiert?** Mit der Mini-Kugel.
- **Massage:** Lehnen Sie sich bequem auf einem Stuhl zurück und ertasten Sie zunächst das Brustbein an seinem oberen Ende am Übergang zum Schlüsselbein und dann dessen Verlauf zur Seite.
- Nehmen Sie die Mini-Kugel mit beiden Händen und beschreiben Sie kleine Spiralen an der linken Brustbeinkante, die Stück für Stück vom unteren Brustbein erst bis oben und dann am linken Schlüsselbein entlangwandern. (1)
- Wiederholen Sie das Gleiche auf der rechten Seite.

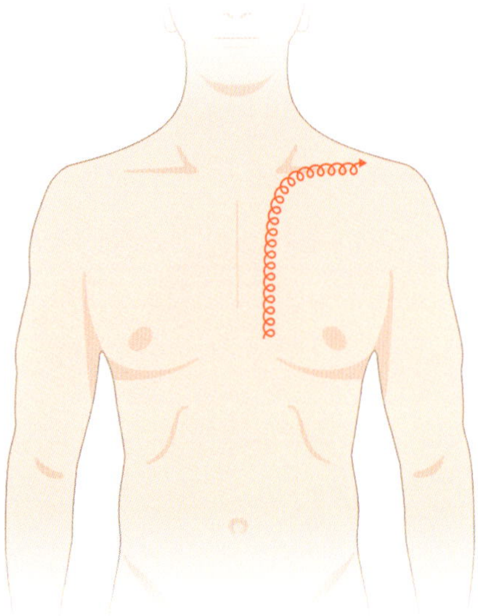

Massieren Sie mit der Mini-Kugel spiralförmig entlang der Brustbeinkante und des Schlüsselbeins.

1

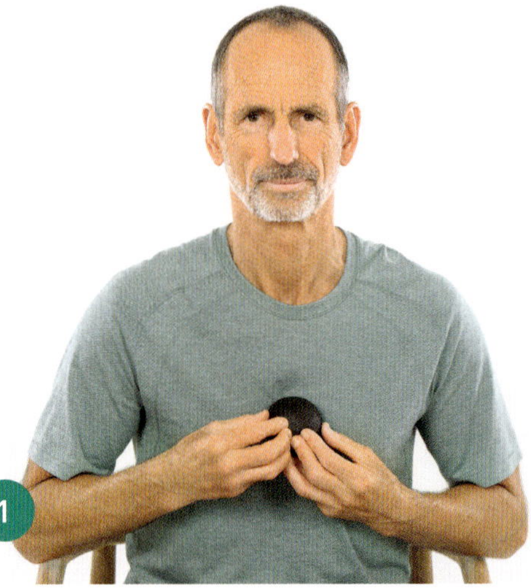

SCHULTERBLATTGRÄTE

Auch in dieser Partie laufen sehr viele Fasern ein, die den gesamten seitlichen Nacken überziehen. Das Rollen dieser Knochenkante ist ein großer Befreiungsschlag für Ihr Wohlgefühl.

- **Womit wird massiert?** Mit der Mini-Kugel.
- **Massage:** Legen Sie Ihren linken Ellbogen auf das rechte Handgelenk und greifen Sie Ihren linken Oberarm mit der rechten Hand. Ziehen Sie mit der rechten Hand Ihren linken Ellbogen so weit nach rechts, bis Sie mit den Fingern Ihrer linken Hand gut die Gräte des rechten Schulterblattes greifen können. Tasten Sie die ganze Gräte ab, um möglichst genau zu erspüren, wo Sie gleich entlangrollen werden.
- Greifen Sie die Mini-Kugel mit der linken Hand und beschreiben Sie kleine Spiralen vom äußersten Punkt der Gräte bis zu ihrem inneren Ende. Platzieren Sie die Mini-Kugel dabei so, dass Sie immer die höchste Intensität auslösen. (1)
- Massieren Sie danach die andere Seite.

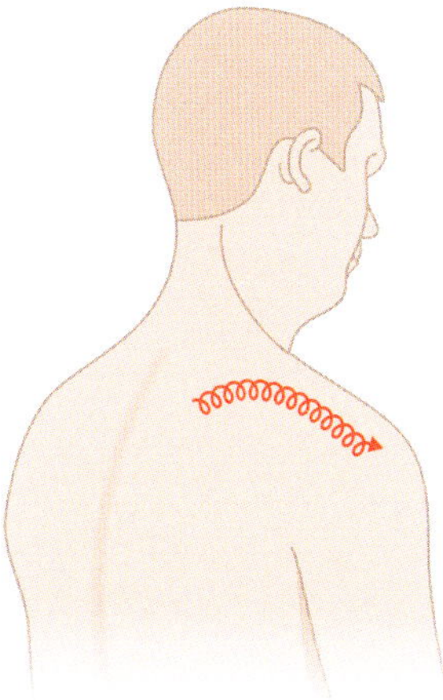

Massieren Sie mit der Mini-Kugel in kleinen Spiralen die Knochenkante des Schulterblatts.

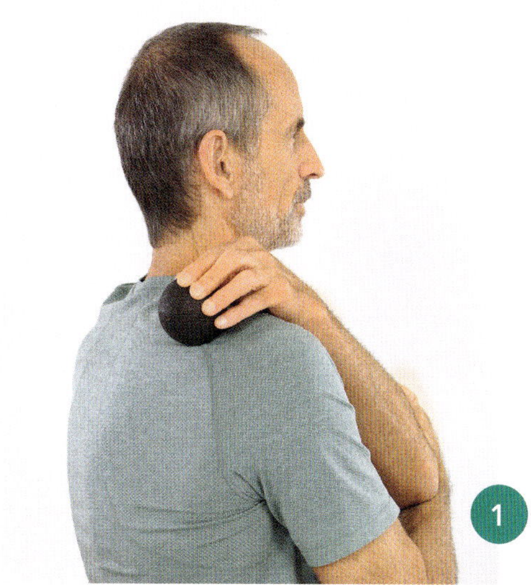

SCHÄDELKANTE

Fast alle Muskeln und Faszien, die mit Nackenproblemen zu tun haben, sind in diesem Bereich befestigt. Daher können Sie dort eine äußerst wohltuende Entspannung erreichen.

- **Womit wird massiert?** Mit der Mini-Kugel.
- **Massage:** Lehnen Sie sich bequem im Stuhl zurück und erstasten Sie zunächst die Unterkante des Schädels bis zu den deutlich fühlbaren Knochenhöckern etwas hinter den Ohren. Entlang dieser Linie werden Sie jetzt rollen.
- Fassen Sie die Mini-Kugel mit beiden Händen und beginnen Sie hinter dem rechten Ohr mit kleinen Spiralen. Wandern Sie entlang der unteren Kante des Schädels bis hin zur Mitte. (1)
- Starten Sie anschließend hinter dem linken Ohr und massieren Sie auf die gleiche Weise auch die andere Seite.

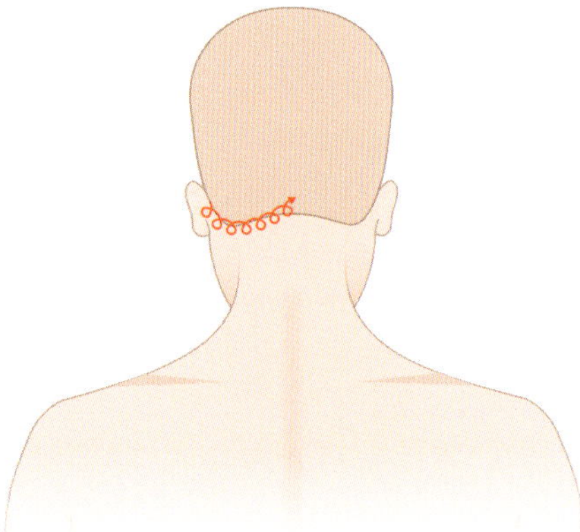

Massieren Sie mit der Mini-Kugel spiralförmig vom Ohr zur Schädelmitte.

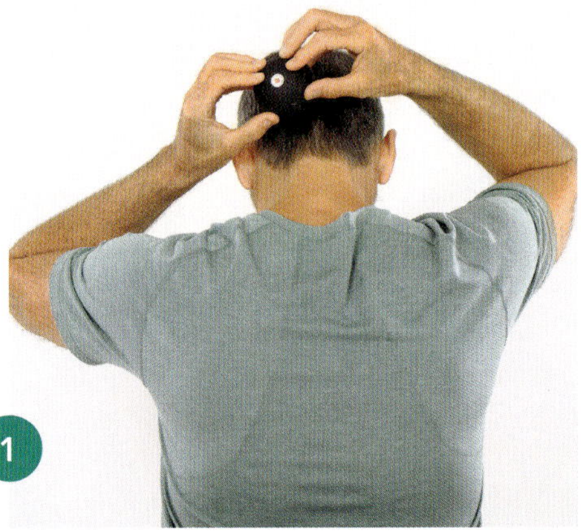

1

DIE VISION VON LIEBSCHER & BRACHT

Jetzt haben Sie die wichtigsten Selbsthilfeübungen gegen Nackenschmerzen kennengelernt. Wir freuen uns sehr, wenn Sie die wohltuende Wirkung schon deutlich spüren. Zum Ausklang möchten wir Sie einladen, Teil unserer Vision zu werden.

Unsere Aktivitäten werden von der Vision motiviert, allen Menschen ein schmerzfreies Leben zu ermöglichen. (Natürlich gibt es Ausnahmen, aber diese sind nach unserer Erfahrung selten.) Das Wort »alle« steht auch dafür, dass es unser Ziel ist, diese Therapie so bekannt zu machen, dass alle Menschen mit Schmerzen (und hier sind wirklich alle gemeint), bevor sie Medikamente nehmen – unbedingt aber, bevor sie sich operieren lassen –, sich zumindest einmal mit unserer Therapie behandeln lassen. Denn die Methode kann mit Sicherheit nicht schaden, und wenn sie Ihnen hilft, ist der Beweis meist erbracht, dass zu hohe Spannungen der Muskeln und Faszien die Schmerzursache sind und nicht andere Schädigungen oder Krankheiten – und dass Medikamente oder Operationen unnötig sind.

NICHTS ÜBERZEUGT MEHR ALS DIE EIGENE ERFAHRUNG

Neue Wahrheiten, die herkömmliche Auffassungen oder Lehren teilweise geradezu auf den Kopf stellen, werden meist sehr lange ignoriert, bevor ein allgemeines Umdenken eingeleitet wird. Mit unserer Schmerztherapie haben wir es da zum Glück viel leichter. Denn wenn Sie direkt fühlen, dass Ihre Schmerzen weg oder kaum noch vorhanden sind, wissen Sie einfach, dass es funktioniert. Niemand kann Sie dann davon abhalten, an die Wirkung der Methode zu glauben.
Wenn wir auch Ihnen helfen konnten, bitten wir Sie darum, unsere Therapie und Selbsthilfe weiterzuempfehlen.

DIE BOTSCHAFT VERBREITEN

Wenn Sie aus eigenem Erleben heraus von unserer Therapie und den Selbsthilfemaßnahmen überzeugt sind, dann verbreiten Sie bitte unbedingt diese frohe Botschaft. Stimmen Sie Ihr Umfeld optimistisch, motivieren Sie Freunde, Bekannte, Eltern, Verwandte – vor allem ältere, die ja noch viel mehr und meist völlig unnötig leiden –, es einfach auszuprobieren, die Übungen zu machen oder sich, um ganz sicher zu sein, von einem der von uns zertifizierten Ärzte oder Therapeuten behandeln zu lassen.
Empfehlen Sie auch unsere kostenfreien Übungen auf YouTube, denn so kann sich

jeder selbst davon überzeugen, ob sie ihm oder ihr helfen oder nicht! Berichten Sie auch Ihrem Hausarzt oder Physiotherapeuten, dass Ihnen unsere Selbsthilfemaßnahmen geholfen haben. Und beantragen Sie bei Ihrer Krankenkasse die Kostenübernahme. Wir hören in den letzten Jahren immer öfter, dass die Kosten aufgrund Einzelfallentscheidungen übernommen werden.

GEMEINSAM ZUM ZIEL

Die Mitarbeiter in unserem Unternehmen, wo unsere Aktivitäten koordiniert werden, die Ausbildungen durchgeführt und Zertifizierten Liebscher & Bracht-Therapeuten sowie alle interessierten Schmerzleidenden betreut werden, haben alle das gleiche Ziel: allen Menschen ein schmerzfreies Leben zu ermöglichen. Wir alle zusammen können es schaffen, jedem die Möglichkeit zu eröffnen, diese völlig natürliche, schmerzmittel- und OP-freie Alternative zu den herkömmlichen Verfahren kennenzulernen und sich zu entscheiden, sie einfach auszuprobieren. Wenn Sie ehrlich überzeugt, vielleicht sogar begeistert sind, weil Sie es selbst erlebt haben, dann seien Sie dabei und helfen Sie, allen Menschen die Chance auf ein schmerzfreies Leben zu geben. Im Namen aller, die bisher völlig unnötig ein Leben voller Schmerzen führen, danken wir Ihnen dafür.

Ihre Petra Bracht und
Roland Liebscher-Bracht

WIR SIND IMMER FÜR SIE DA

Bitte vergessen Sie nicht: Bei Unsicherheiten aller Art, bei Fragen und allem, was Sie interessiert – und natürlich, wenn Sie sich zunächst von uns oder einem unserer Zertifizierten Liebscher & Bracht-Therapeuten behandeln lassen wollen –, sind wir für Sie da. Sie können sich so lange behandeln lassen, bis Ihr Problem gelöst ist. Oder Sie kommen zunächst nur einmal, um sicher zu sein, dass unsere Therapie hilft, oder um sich von uns die Selbsthilfetechniken zeigen zu lassen.

Sie können und sollen sich natürlich mit diesem Buch auch direkt selbst behandeln – bei anderen Beschwerden vielleicht mit einem der anderen Bücher, die wir geschrieben haben – sowie mit den zahlreichen Videos in YouTube oder auf unserer Internetseite. Sie können Liebscher & Bracht-Übungsgruppen besuchen, die von einigen Therapeuten angeboten werden oder im Premium-Bereich zusammen mit-Roland üben. Und im Therapeuten-Finder auf unserer Website (www.liebscher-bracht.com) finden Sie von uns zertifizierte Ärzte, Heilpraktiker, Physio- und andere Therapeuten. Bitte beachten Sie, dass sich alle dort aufgeführten Therapeuten einer permanenten Qualitätssicherung unterziehen und sich regelmäßig von unseren Prüfern neu zertifizieren lassen.

WIR BEGLEITEN SIE GERNE!

Wir möchten Ihre lebenslangen Begleiter für Ihre Schmerzfreiheit sein. Dazu bieten wir Ihnen alle Unterstützung, die Sie benötigen. Mehr dazu unter: www.liebscher-bracht.com.

UNSERE GRATISANGEBOTE

- Übungsanleitungen und Informationen in über 1000 YouTube-Videos.
- Aufklärende Artikel und Videos (auch unter den Schmerz-Suchbegriffen abrufbar).
- Mitschnitte von Vorträgen zu Schmerzthemen im YouTube-Kanal.
- Die Beantwortung Ihrer Fragen bei unserem Liebscher & Bracht-Service oder bei den Zertifizierten Liebscher & Bracht-Therapeuten, die qualitätsgesichert nach unserem therapeutischen Goldstandard arbeiten.

SIE MÖCHTEN MEHR?

- Lesen Sie neben diesem Ratgeber unsere weiteren Bücher (**siehe Seite 122**).
- Erhalten Sie in unserem Premium-Übungsbereich ein individuelles Übungsprogramm gegen Schmerzen, profitieren Sie von Rolands täglicher 7-Minuten-Übung für den ganzen Körper und freuen Sie sich auf vier neue Livetrainings pro Woche sowie viele Gesundheitstipps von Dr. med. Petra Bracht.
- Nutzen Sie unsere Schmerzfrei-Hilfsmittel.
- Sie sind begeistert? Erkundigen Sie sich bei uns nach der Ausbildung zum Zertifizierten Liebscher & Bracht-Therapeuten.

SIE WÜNSCHEN SICH ERST EINMAL HILFE?

- Lassen Sie sich von einem Zertifizierten Liebscher & Bracht-Therapeuten oder bei uns im Gesundheitszentrum in Bad Homburg mit der Profivariante der Osteopressur behandeln und spüren Sie schon nach der ersten Behandlung, ob unsere Therapie bei Ihnen wirkt. So bekommen Sie Sicherheit und können sich weiterbehandeln lassen oder allein weitermachen.
- Sie können auch zertifizierte Therapeuten aufsuchen und sich individuell in die Selbsthilfemaßnahmen einweisen lassen.
- Schauen Sie im Therapeuten-Finder nach, wo Übungsgruppen angeboten werden. Zusammen mit anderen Betroffenen zu trainieren, kann sehr motivierend sein.
- Sie können sich so lange Sie möchten das Wissen und/oder die Dienstleistungen oder neu entwickelten Hilfsmittel bei uns holen, die Sie benötigen, um ein schmerzfreies Leben in voller Beweglichkeit zu führen. So profitieren Sie von den schon zur Verfügung stehenden Angeboten und in Zukunft von allen Neuerungen, die wir entwickeln werden.

BÜCHER, DIE WEITERHELFEN

Ratgeber der Autoren

Die Arthrose-Lüge;
Goldmann Verlag

Deutschland hat Rücken;
Mosaik Verlag

Ischias & ISG – Schmerzen selbst behandeln;
GRÄFE UND UNZER Verlag

Knie – Meniskus – Schmerzen selbst behandeln;
GRÄFE UND UNZER Verlag

Rücken & Bandscheiben – Schmerzen selbst behandeln;
GRÄFE UND UNZER Verlag

Kiefer & Zähneknirschen – Schmerzen selbst behandeln;
GRÄFE UND UNZER Verlag

Rolle dich schmerzfrei;
Goldmann Verlag

FaYo – das Faszien-Yoga;
Arkana Verlag

Intervallfasten;
GRÄFE UND UNZER Verlag

Intervallfasten für Diabetiker;
GRÄFE UND UNZER Verlag

Das Kochbuch zum Intervallfasten;
GRÄFE UND UNZER Verlag

Meine Gesundheitsformel. Gesund, schlank, glücklich;
GRÄFE UND UNZER Verlag

Abnehmen garantiert;
GRÄFE UND UNZER Verlag

Essen gegen Arthrose. Das Kochbuch (mit Johann Lafer);
GRÄFE UND UNZER Verlag

Klartext Ernährung;
(mit Prof. Dr. Claus Leitzmann)
Mosaik Verlag

Autoren, die bei diesen Themen weiterhelfen

Prof. Dr. C. Leitzmann:
Ernährungswissenschaften

Dr. Michael Greger:
Krankheiten/Ernährung

Christian Blank:
Elektrosmog/Schadstoffe

Dr. Arthur Coca:
Ernährung/Pulstest

T. Meyers und Dr. R. Schleip:
Faszienforschung

Prof. Dr. Vladimir Nazarow:
Bewegung/Stoffwechsel

ADRESSEN, DIE WEITERHELFEN

Liebscher & Bracht
Büro/Verwaltung
Kaiser-Friedrich-Promenade 111
D-61348 Bad Homburg
+49 (0)6172-139 59 89
service@liebscher-bracht.com

Dr. med. Petra Bracht
Liebscher & Bracht Gesundheitszentrum
Kisseleffstraße 10
D-61348 Bad Homburg
+49 (0)6172-17 10 50
info@drpetrabracht.de

fayo Büro
»food, awareness, yoga, om«
Kaiser-Friedrich-
Promenade 111
D-61348 Bad Homburg
+49 (0)6172-13 95 91 02
info@fayo.de

Online-Adressen

Websites
www.liebscher-bracht.com
www.drpetrabracht.de
www.fayo.de

Kostenfreie Übungen
www.liebscher-bracht.com/youtube (oder unter www.youtube.com im Suchfeld »Liebscher-Bracht« eingeben)
www.liebscher-bracht.com/instagram
www.liebscher-bracht.com/facebook
www.pinterest.de/liebscherbracht/pinterest

Bezugsquelle
shop.liebscher-bracht.com
Hier bekommen Sie ausführliche Informationen auch zu anderen Schmerzthemen und können unsere Hilfsmittel und Bücher bestellen.

QUELLEN UND STUDIEN

[1] Ebenbichler, G. (2015): Physikalische medizinische Modalitäten bei Nackenschmerzen. In: Manuelle Medizin, Ausgabe 2, S.121

[2] Pool, J.J.M./Rubinstein, S.M./van Tulder, M. (2005): Anerkannte Evidenz der Wirksamkeit konservativer Behandlungen akuter und chronischer Nackenschmerzen. In: Manuelle Medizin, Ausgabe 5, S. 298

[3] Henkel et al. (2009): Auswirkung von ausgewählten präventiven Konzepten auf die funktionelle Gesundheit bei Personen mit unspezifischen, chronisch-rezidiven Nackenschmerzen. In: Manuelle Medizin, Ausgabe 1, S. 57

[4] Schuh, A. (2016): Das HWS-Syndrom. In: MMW – Fortschritte der Medizin, S. 52

[5] ebd.

[6] Ohlendorf, D. et al. (2013): Effekte einer Okklusionsschiene auf die Oberkörperstatik beim HWS-Syndrom. In: Manuelle Medizin, 51 (3), S. 218

[7] Scherer, M. & Chenot, J.F. (2016): DEGMA-Leitlinie S1 Nackenschmerzen

[8] Pool, J.J.M./Rubinstein, S.M./van Tulder, M. (2005): Anerkannte Evidenz der Wirksamkeit konservativer Behandlungen akuter und chronischer Nackenschmerzen. In: Manuelle Medizin, Ausgabe 5, S. 298

[9] Scherer, M. & Chenot, J.F. (2016): DEGMA-Leitlinie S1 Nackenschmerzen

[10] Scherer, M. (2006): Unklare Nackenschmerzen. In: MMW – Fortschritte der Medizin, S. 43; Schuh, A. et al. (2016): Das HWS-Syndrom. In: MMW-Fortschritte der Medizin; 158 (51), S. 56

[11] Füssel, S., Janka, M., Schuh, A. (2014): Chronisches HWS-Syndrom, Was lässt sich wie konservativ behandeln? In: MMW – Fortschritte der Medizin, 156 (10), S. 38

[12] Scherer, M. & Chenot, J.F. (2016): DEGMA-Leitlinie S1 Nackenschmerzen

[13] ebd.

[14] ebd.

[15] Grifka, J. et al. (2007): Minimal-invasive Therapie bei Zervikalsyndromen. In: Der Orthopäde, 36 (1); Grifka, J., Benditz, A., Boluki, D. (2017): Injektionstherapie bei Zervikal- und Lumbalsyndromen. In: Der Orthopäde, 46 (2)

[16] Scherer, M. & Chenot, J.F. (2016): DEGMA-Leitlinie S1 Nackenschmerzen

[17] Martel et al. (2011): Kann regelmäßige Wirbelsäulenmanipulation Nackenschmerzen verhindern? In: MMW – Fortschritte der Medizin, S. 28

[18] Pool, J.J.M./Rubinstein, S.M./van Tulder, M. (2005): Anerkannte Evidenz der Wirksamkeit konservativer Behandlungen akuter und chronischer Nackenschmerzen. In: Manuelle Medizin, Ausgabe 5, S. 300

[19] MacPherson et al. (2016): ATLAS-Studie: Alexander-Technik und Akupunktur lindern Nackenschmerzen. In: Orthopädie & Rheuma, S.16

[20] Henkel et al. (2009): Auswirkung von ausgewählten präventiven Konzepten auf die funktionelle Gesundheit bei Personen mit unspezifischen, chronisch-rezidiven Nackenschmerzen. In: Manuelle Medizin, Ausgabe 1, S. 58

[21] Kraft, K. (2011): Zervikalsyndrom. In: MMW – Fortschritte der Medizin; 153 (24–25), S. 24

[22] Ebenbichler, G. (2015): Physikalische medizinische Modalitäten bei Nackenschmerzen. In: Manuelle Medizin, Ausgabe 2, S.125

[23] Ebenbichler, G. (2015): Physikalische medizinische Modalitäten bei Nackenschmerzen. In: Manuelle Medizin, Ausgabe 2, S. 123

[24] ebd. S. 124

[25] Tilscher, H. (2015): Das Zervikalsyndrom: konservativ-orthopädische Aspekte. In: Manuelle Medizin, 53 (2), S. 107

[26] ebd.

[27] Scherer, M. (2006): Unklare Nackenschmerzen. In: MMW – Fortschritte der Medizin, S. 43

[28] Ebenbichler, G. (2015): Physikalische medizinische Modalitäten bei Nackenschmerzen. In: Manuelle Medizin, Ausgabe 2, S.121

[29] Pool, J.J.M./Rubinstein, S.M./van Tulder, M. (2005): Anerkannte Evidenz der Wirksamkeit konservativer Behandlungen akuter und chronischer Nackenschmerzen. In: Manuelle Medizin, Ausgabe 5, S. 299

[30] ebd.

[31] Füssel, S., Janka, M., Schuh, A. (2014): Chronisches HWS-Syndrom, Was lässt sich wie konservativ behandeln? In: MMW – Fortschritte der Medizin, 156 (10), S. 37

[32] DAK-Gesundheitsreport 2018 (zuletzt abgerufen am 25.03.2020)

[33] Glocker, Franz X. et al. (2018): Lumbale Radikulopathie. In: Deutsche Gesellschaft für Neurologie (Hrsg.): Leitlinien für Diagnostik und Therapie in der Neurologie

[34] Grob, D. (2010): Zervikale Bandscheibe. In: Orthopäde 39, S. 335–347

[35] Böhni, U.W. (2014): Diagnose der Dysfunktion und Therapie der Kopfgelenkregion. In: Manuelle Medizin, S. 258

[36] Tilscher, H. (2007): Die Kopfgelenke und ihre besondere Bedeutung beim Kopfschmerz. In: Manuelle Medizin, S. 243

[37] Dörhage et al. (2004): Asymmetrie der Kopfgelenke. In: Manuelle Medizin, S. 124

[38] Tilscher, H. (2007): Die Kopfgelenke und ihre besondere Bedeutung beim Kopfschmerz. In: Manuelle Medizin, S. 243

[39] Böhni, U.W. (2014): Diagnose der Dysfunktion und Therapie der Kopfgelenkregion. In: Manuelle Medizin, S. 259

[40] Biedermann, H. & Sacher, R. (2002): Formvarianten des Atlas als Hinweis auf morphologische Abweichungen im Lenden-, Becken- und Hüftbereich. In: Manuelle Medizin, S. 330

[41] ebd. S. 333

[42] ebd. S. 334

[43] https://deutsche-apotheker-zeitung.de/daz-az/2007/daz-24-2007/ [Letzter Zugriff: 10.10.2018]

[44] Kramer, J., Grifka, J. (2005): Hals. In: Orthopädie. Springer-Lehrbuch. Springer, Berlin, Heidelberg

[45] Reichel, G. (2016): Zervikale Dystonien. In: DNP – Der Neurologe & Psychiater, 17 (4), S. 49; Schulze, B., Beyer, L. (2016): Akuter Schiefhals oder Grisel-Syndrom. in: Manuelle Medizin, 54 (4), S. 253

[46] Kramer, J., Grifka, J. (2005): Hals. In: Orthopädie. Springer-Lehrbuch. Springer, Berlin, Heidelberg

[47] Schulze, B., Beyer, L. (2016): Akuter Schiefhals oder Grisel-Syndrom. In: Manuelle Medizin, 54 (4), S. 252

[48] https://deutsche-apotheker-zeitung.de/daz-az/2007/daz-24-2007/ [Letzter Zugriff: 10.10.2018]

[49] https://deutsche-apotheker-zeitung.de/daz-az/2007/daz-24-2007/ [Letzter Zugriff: 10.10.2018]

[50] Michel, O. (2018): Der akute Schiefhals: Wann rasches Handeln gefragt ist. In: HNO-Nachrichten, 48 (5), S. 42; Schulze, B., Beyer, L. (2016): Akuter Schiefhals oder Grisel-Syndrom. In: Manuelle Medizin, 54 (4), S. 251

[51] https://deutsche-apotheker-zeitung.de/daz-az/2007/daz-24-2007/[Letzter Zugriff: 10.10.2018]

[52] https://deutsche-apotheker-zeitung.de/daz-az/2007/daz-24-2007/ [Letzter Zugriff: 10.10.2018]

[53] www.dystonieinfo.de/dystonie-was-ist-das/ [Letzter Zugriff: 10.10.2018]

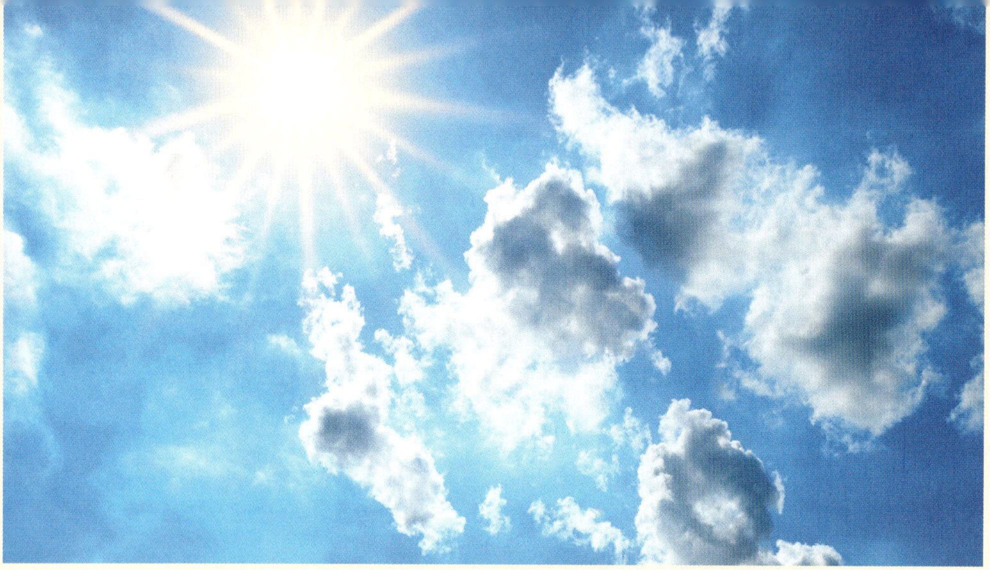

DANKE VON HERZEN

... all den vielen Helfer*innen, ohne die dieses Buch nie entstanden wäre, die wir hier aber nicht alle namentlich erwähnen können: allen voran unsere Patient*innen, unsere Fans in den sozialen Medien sowie die Teilnehmer*innen an unseren Ausbildungen. Danke an unsere Zertifizierten Liebscher & Bracht-Therapeut*innen, an unsere Dozent*innen, die mit vollem Einsatz unsere Inhalte anwenden und lehren, sowie an unsere vielen engagierten Mitarbeiter*innen im Büro in Bad Homburg, die unsere Ideenflut immer wieder kanalisieren und umsetzen. Ohne ihren unermüdlichen Einsatz für eine schmerzfreie Welt könnten wir das alles nicht auf die Beine stellen und immer weiterentwickeln.

Danke an Ulrich Ehrlenspiel und Christof Klocker, dass sie unsere Schmerzratgeber im Gräfe und Unzer Verlag veröffentlichen. Der Verlag macht die Bücher auch in Apotheken zugänglich, was uns sehr wichtig ist, weil dort vor allem die älteren Menschen, die meist völlig umsonst leiden, ein und aus gehen. Danke auch an unsere Lektorin Sylvie Hinderberger für ihr Engagement und ihre Flexibilität.

Ein großer Dank geht an unseren Sohn Raoul Bracht, operativer Geschäftsführer von Liebscher & Bracht, der in seinen jungen Jahren schon wahre Welten bewegt, um uns in unserem Tun zu unterstützen. Ohne dass er uns den Rücken freihält – wobei ihm unser bester Freund Peter Hoenderop tatkräftig zur Seite steht –, hätten wir keine Chance.

Und schließlich noch Danke nach oben, denn ohne diese Unterstützung wäre das alles gar nicht möglich – nicht in der Vergangenheit, nicht heute und nicht in der Zukunft.

IMPRESSUM

© 2021 GRÄFE UND UNZER VERLAG GmbH, Postfach 860366, 81630 München

GU ist eine eingetragene Marke der GRÄFE UND UNZER VERLAG GmbH, www.gu.de

ISBN 978-3-8338-8100-8
5. Auflage 2023

Projektleitung: Christof Klocker
Lektorat: Sylvie Hinderberger
Umschlaggestaltung und Layout: ki36, Sabine Krohberger, München
Layout: independent Medien-Design, Horst Moser, München
Bildredaktion: Simone Hoffmann, Nele Schneidewind
Herstellung: Petra Roth
Satz: Christopher Hammond
Reproduktion: Medienprinzen GmbH, München
Druck und Bindung: Firmengruppe APPL, aprinta druck, Wemding

GRÄFE UND UNZER

Ein Unternehmen der
GANSKE VERLAGSGRUPPE

Umwelthinweis

Nachhaltigkeit ist uns sehr wichtig. Der Rohstoff Papier ist in der Buchproduktion hierfür von entscheidender Bedeutung. Daher ist dieses Buch auf PEFC-zertifiziertem Papier gedruckt. PEFC garantiert, dass ökologische, soziale und ökonomische Aspekte in der Verarbeitungskette unabhängig überwacht werden und lückenlos nachvollziehbar sind.

Die GU-Homepage finden Sie unter www.gu.de

Bildnachweis

Fotoproduktion: by Liebscher & Bracht
Illustrationen: Florian Hauer
Weitere Bilder: shutterstock: S. 126; Nicky Walsh: S. 53; Katharina Werner: S. 4.

Syndication: www.seasons agency.de

Wichtiger Hinweis

Die Anregungen in diesem Buch stellen die Meinung der Verfasser dar. Sie wurden nach bestem Wissen erstellt und mit größtmöglicher Sorgfalt geprüft. Sie bieten jedoch keinen Ersatz für persönlichen medizinischen Rat. Jede(r) Leser(in) ist für das Tun selbst verantwortlich. Weder Autoren noch Verlag können für eventuelle Nachteile, die aus den im Buch gegebenen Hinweisen resultieren, eine Haftung übernehmen.

QUALITÄTS GARANTIE

LIEBE LESERINNEN UND LESER,

wir wollen Ihnen mit diesem Buch Informationen und Anregungen geben, um Ihnen das Leben zu erleichtern oder Sie zu inspirieren, Neues auszuprobieren. Wir achten bei der Erstellung unserer Bücher auf Aktualität und stellen höchste Ansprüche an Inhalt und Gestaltung. Alle Anleitungen und Rezepte werden von unseren Autoren, jeweils Experten auf ihren Gebieten, gewissenhaft erstellt und von unseren Redakteur*innen mit größter Sorgfalt ausgewählt und geprüft.

Haben wir Ihre Erwartungen erfüllt? Sind Sie mit diesem Buch und seinen Inhalten zufrieden? Wir freuen uns auf Ihre Rückmeldung. Und wir freuen uns, wenn Sie diesen Titel weiterempfehlen, in Ihrem Freundeskreis oder bei Ihrem Online-Kauf.

Sollten wir Ihre Erwartungen so gar nicht erfüllt haben, tauschen wir Ihnen Ihr Buch jederzeit gegen ein gleichwertiges zum gleichen oder ähnlichen Thema um.

KONTAKT ZUM LESERSERVICE

GRÄFE UND UNZER VERLAG
Grillparzerstraße 12
81675 München
www.gu.de